JN334270

セルフ
メディケーション

鈴鹿医療科学大学薬学部　大井 一弥　著
城西大学薬学部　根本 英一

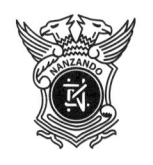

南山堂

はじめに

　近年，健康や疾病に対して国民の関心が高まり，セルフケア時代の到来といわれています．つまり，日常的に，自分の健康状態について注意を払い，いつもとは違う体の変調が生じれば，助言や情報に基づき，生活習慣の改善に努めるか，薬を服用するか，もしくは病院を受診するかの選択がなされるわけであります．

　仮に体の不調を訴えたとしても，薬の服用などにより，軽度なまま快方に向かうことを誰しも願うものであります．その心理こそが，身近な一般用医薬品の使用に繋がりますが，それが医師の診断を必要とするものか否かの判断が下された後であれば，今，まさに求められているセルフメディケーションの実践がなされたものといえます．

　薬局を訪れる顧客や患者は"熱がある""頭が痛い"というように，体感している症状を述べることによって，薬剤師に何らかの判断を受けたいわけです．しかし，症状だけを単的に捉えて薬を勧めるだけの対応では，十分に職能を発揮しているとは言えません．つまり，面談による聴取を施行し，顧客や患者個々に応じたジャッジを下し，症状の緩和に対して何がベストかを的確に助言することが，本来，求められるスキルでありましょう．

　顧客や患者が症状を訴える背景に加えて，その出現時期，持続期間，随伴症状の有無を確認せずに，薬を安易に勧めることにより，症状をさらに悪化させてしまうことも考えられるため，医学・薬学的根拠に基づいた慎重な対応が望まれます．

　そこで，今回われわれは，顧客や患者が日常的によく訴える症候を10項目選択し，面談時の聴取をスムーズに行うためのスクリーニングチャートを作成しました．また，主訴とともに得た情報から推察される病態を列挙，解説し，薬剤師として実践可能な解説を心がけ，執筆いたしました．薬剤師のみならず登録販売者の方々にも，セルフメディケーション普及の一助としてお役立ていただければ幸いです．

　最後に，本書の編集に多大なご協力をいただきました南山堂　古川晶彦　編集長および関係諸氏に深謝いたします．

　　2009年9月

大井　一弥

CONTENTS
目次

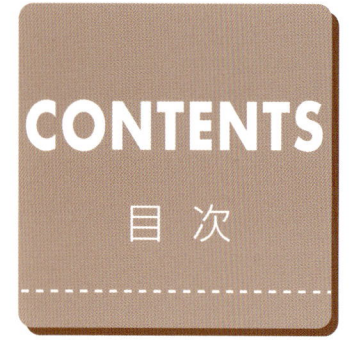

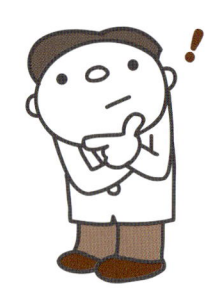

セルフメディケーションと薬剤師の役割 ………… 1

1 熱がある　7

2 頭が痛い　31

3 のどが痛い　47

4 咳が出る　59

5　鼻水が出る，鼻がつまる　71

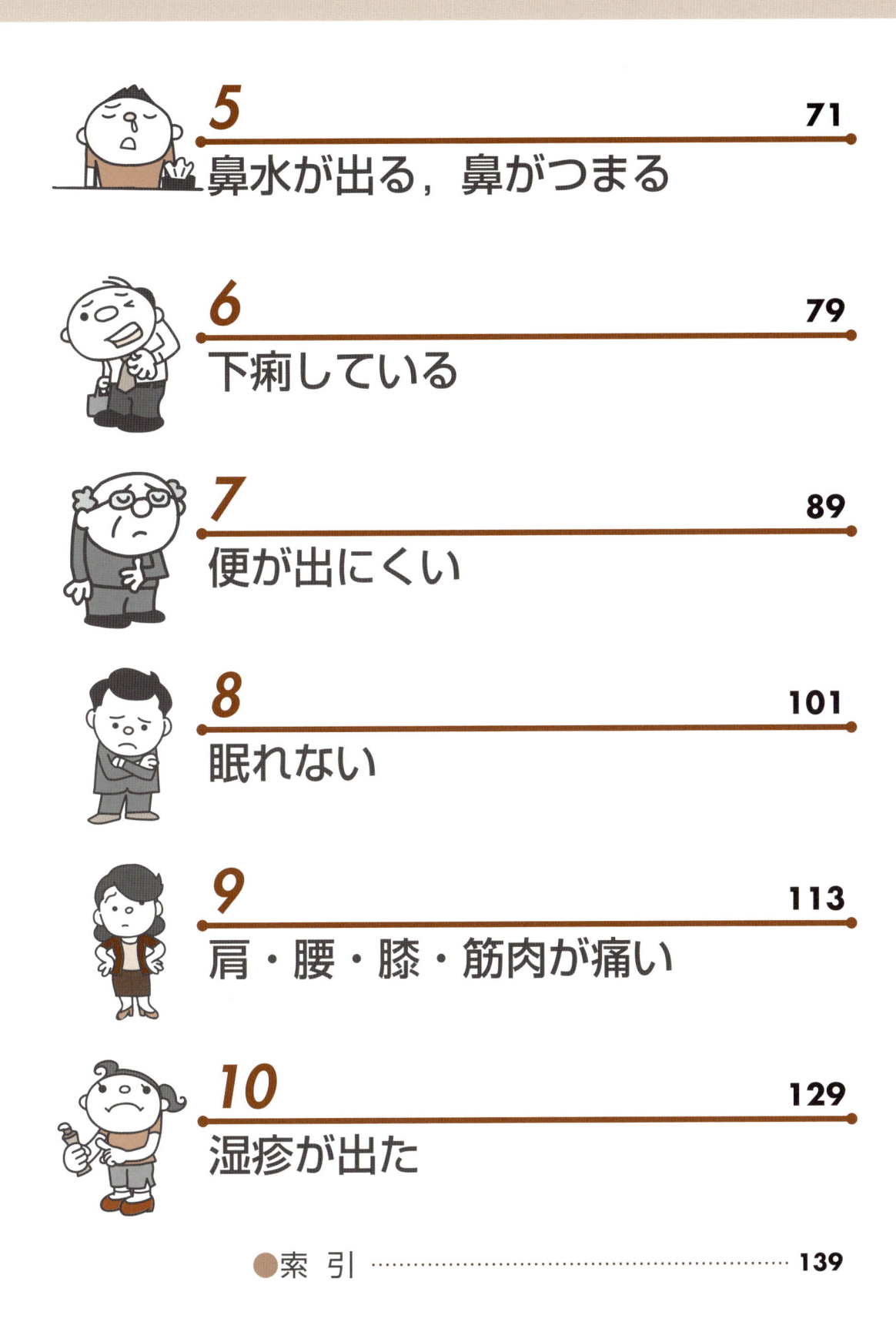

6　下痢している　79

7　便が出にくい　89

8　眠れない　101

9　肩・腰・膝・筋肉が痛い　113

10　湿疹が出た　129

●索引　139

セルフメディケーションと薬剤師の役割

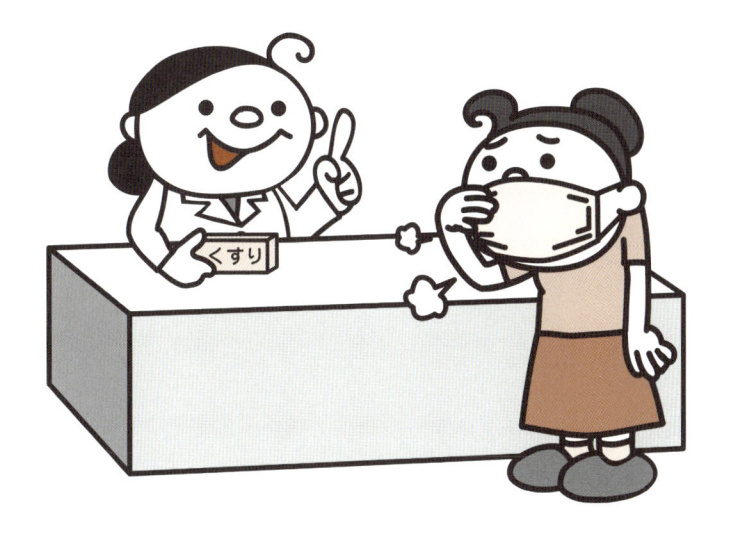

適切なセルフメディケーションに必要なツールの提案

　セルフメディケーションは，セルフケア（健康管理）を構成する一要素であり，WHOでは，『自分自身の健康に責任を持ち，軽度な身体の不調は自分で手当てする』と定義している．また，日本薬剤師会では，セルフメディケーションにおける薬剤師の役割を『生活者に対し，医薬品などについて情報を提供し，アドバイスする役割を担う』としている．

　下図には，これまでの一般用医薬品（over the counter drug：OTC医薬品）の役割と今求められる新たな役割を示した．

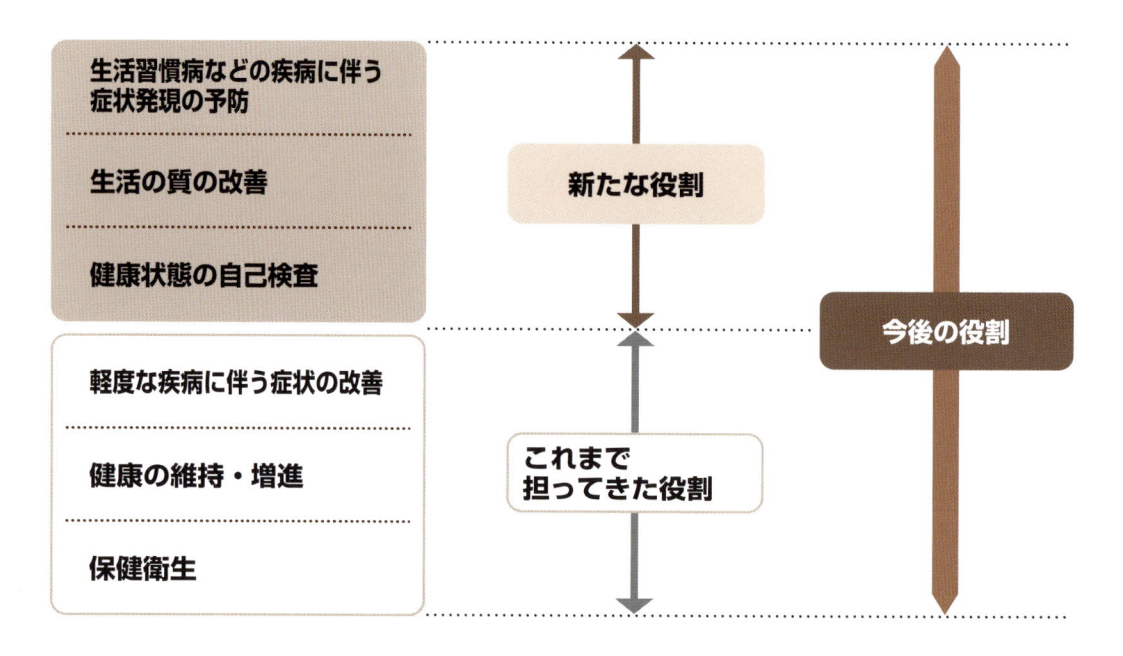

```
┌─────────────────────────┐
│ 生活習慣病などの疾病に伴う      │
│ 症状発現の予防              │
├─────────────────────────┤      ↑
│ 生活の質の改善              │   [新たな役割]
├─────────────────────────┤
│ 健康状態の自己検査           │      ↓         ↑
└─────────────────────────┘              [今後の役割]
┌─────────────────────────┐
│ 軽度な疾病に伴う症状の改善     │      ↑
├─────────────────────────┤   [これまで
│ 健康の維持・増進            │    担ってきた役割]
├─────────────────────────┤
│ 保健衛生                  │      ↓         ↓
└─────────────────────────┘
```

　2009年6月，改正薬事法が施行されたが，一般用医薬品は，その成分がもつリスクごとに第1類医薬品，第2類医薬品，第3類医薬品と3つに分類され，第1類医薬品を除き，薬剤師のみならず登録販売者によっても販売可能となった．また，薬局・薬店のみならず，コンビニでも購入可能となるなど，一般用医薬品は生活者にとってより身近なものとなった．このような環境の変化は，セルフメディケーションの重要性だけでなく，それをサポートする薬剤師の社会的役割がより重要になったものと考える．

　セルフケアの志向が高まり，薬を常備し，服用する機会が増えているが，症状を軽減させるために漫然と薬に頼ることは決して好ましいこととは言えない．

例えば，

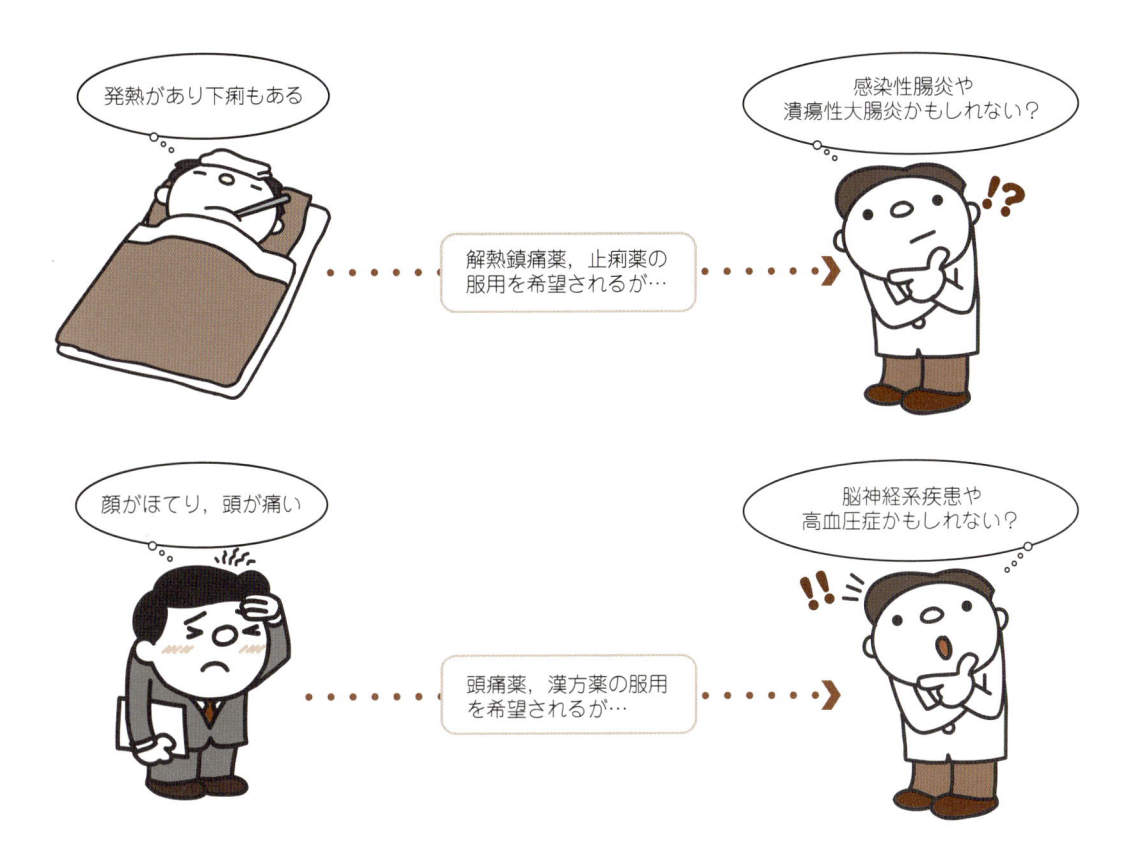

（発熱があり下痢もある）

解熱鎮痛薬，止痢薬の服用を希望されるが…

（感染性腸炎や潰瘍性大腸炎かもしれない？）

（顔がほてり，頭が痛い）

頭痛薬，漢方薬の服用を希望されるが…

（脳神経系疾患や高血圧症かもしれない？）

　このように生活者からの症状の訴え方，さらに，その訴えに対する薬剤師の捉え方により，一般用医薬品を販売する（購入する）のか，あるいは受診を勧めるべきかが大きく左右される．そのため，症状の訴えに対して，薬剤師による画一的な判断ができるスキル・ツールが必要とされている．さらに具体的なケースを示す．

Case

　ある日の17時，薬局へ18歳男性が来店した．
　男性は，体がほてるので，今から30分前に体温を測定したところ37.5℃あった，と訴えた．また，夜にかけて熱が上がってくるかもしれないので，薬を服用したいと薬剤師に申し出た．

想定される薬剤師の対応

①薬を購入する必要はありません．微熱ですので，様子を見てはどうでしょう．
　→薬を販売しない．

②熱がありますので，解熱鎮痛薬を服用してください．
　→薬を販売する．

③病院の受診を勧めます．
　→薬を販売しない．

上述の患者情報のみでは，発熱の背景をすべて読み取ることができないため，薬剤師の対応として①～③のどれが適切かを判断することは難しい．1つの症候から多くの病気の可能性を見出し，判断することは容易でないためである．

　仮に，この顧客が38.5℃という熱を呈して来局した場合には，発熱の程度が違うため①のような対応を行わないことが予想される．つまり，体温1℃の違いで発熱であるという認識がより高まるため，薬の服用が必要であるとの判断に至り，②もしくは③の対応になる可能性が高くなる．

　しかし，何℃以上を発熱とするかという明確な定義はない．ゆえに，発熱に対して適切に対応するためには"今，何℃か"という情報とともに"何℃上昇したか"を聴取することが重要であり，適切なセルフメディケーションを推進するために必要なポイントでもある．

　また，患者側の視点から本ケースを捉えた場合，熱はあるが病院には受診せず，自分で何とか症状を軽減させたいという意思が窺える．薬剤師の判断を仰ぎ，効果的な薬を選択してもらうために来局したのである．薬剤師がその患者の期待に応えるためには，薬を服用（購入）いただき，熱を下げることになるだろう．しかし，薬を選択し，単に解熱効果を期待するのみでよいのだろうか．

　本来，熱があるという訴えに対して薬を選択するにしても，①随伴症状の有無，②発熱した時期および期間，③既往歴，④服薬歴（現在の使用状況）などを考慮する必要がある．したがって，「熱がある」という患者に対して解熱鎮痛薬を勧めるのか，受診を勧めるのかを判断する薬学的能力が求められる．

　そこで，薬学的判断を臨床現場で実践するために，患者が訴える代表的な10症状を取り上げ，迅速な対応を行うためのスクリーニングチャートを作成した．各症状に対して，スクリーニングチャートは1～2ページと簡便に作成しているが，セルフメディケーションを実践する上で必要なリスクマネジメントの要素を網羅している．患者から症状を訴えられた際，断片的な知識しか有していなく，系統的に思考し，総括的な判断ができなかった経験はないだろうか．今後は単なる一般用医薬品の販売に留まらず，受診勧奨を踏まえた適切な対応を実践するために，診断の非専門家であっても，より的確な判断によりセルフメディケーションを支えていくことが必然的に求められている．そのための一助としてわれわれが作成したスクリーニングチャートは有用なツール，あるいは適切な対応のヒントになると確信している．

受診勧奨の必要性を判断するためのスケール ── 感度・特異度・尤度比

　感度，特異度，尤度比はclinical decision makingの領域でよく利用される．ある疾患について検査結果または症状からその疾患である確率（事後確率）を考えるとき，ある疾患の予想され

うる存在確率（事前確率）と尤度比（病気らしさ）を演算して定量的に評価するベイズの定理が利用される．この定理は確率（probability：P）をオッズ｛P／（1－P）｝に変換して次のような単純な式で表される．

事後オッズ＝事前オッズ×尤度比

尤度比，感度および特異度は下表の2×2分割表を用いて次のように算出される．

例えば，ある疾患において感度が0.99（99％），特異度が0.20（20％）の症状があるとする．これは，ある疾患でその症状を示す患者の割合は99％と多いが，その反面，疾患がなくてもその症状がある患者は80％もいることになる．つまり，その患者がその症状を示すからといってその病気であるかどうかは判断できないのである．言い換えれば，その症状があっても病気である可能性（病気らしさ）は1.24倍〔LR（＋）〕しか増大させないのである．逆に，その疾患を有するほとんどの患者はその症状を示すのにもかかわらず，その症状がない場合には，その病気らしさは0.05倍〔LR（－）〕減少する．つまりその症状がない場合には，その病気らしさは20倍低いということになる．したがって，この症状は疾患の除外的診断の際に有用といえるのである．

この逆のケース，つまり，感度と特異度の値を入れ替えた場合では〔感度：0.20（20％），特異度：0.99（99％）〕疾患があってその症状を示す患者は20％と少ないが，その疾患がない患者では1％しか示さない症状であるということになる．つまり，この症状を示す患者の割合は少ないものの，その疾患に特異的な症状であり，この症状がある場合ではその疾患である可能性は10倍〔LR（＋）〕増加するが，その症状がない場合では病気らしさはほとんど変わらない〔LR（－）＝0.91〕．したがって，この症状は疾患の確定的診断の際に有用といえるのである．

2×2分割表

		疾患あり	疾患なし	合計
検査	陽性（あり）	a	b	a＋b
（もしくは症状）	陰性（なし）	c	d	c＋d
合計		a＋c	b＋d	a＋b＋c＋d

感度（sensitivity）：
ある疾患に罹患している患者で検査結果が陽性もしくはある症状を示す確率．感度の高い検査もしくは症状は除外的診断にも利用される．
　　感度＝a／（a＋c）

特異度（specificity）：
ある疾患に罹患していない患者で検査結果が陰性もしくはある症状を示さない確率．特異度の高い検査もしくは症状は確定的診断にも利用される．
　　特異度＝d／（b＋d）

陽性尤度比（positive likelihood ratio）：
検査結果が陽性もしくは症状を示すとき，その疾患である確率が事前確率からどのくらい高くなるか示す．
　　陽性尤度比 LR（＋）＝感度／（1－特異度）＝（a／[a＋c]）／（b／[b＋d]）

陰性尤度比（negative likelihood ratio）：
検査結果が陰性もしくは症状を示さないとき，その疾患である確率が事前確率からどのくらい低くなるか示す．
　　陰性尤度比 LR（－）＝（1－感度）／特異度＝（c／[a＋c]）／（d／[b＋d]）

また，感度と特異度がそれぞれ0.99（99％）の場合では，LR（＋）は99，LR（－）は0.01であり，確定的および除外的診断の両方に利用できる．さらに，感度と特異度がそれぞれ0.5（50％）であったとすると，LR（＋）とLR（－）は両方とも1であり，その症状があってもなくても病気である可能性は変化しない．つまり，診断にはなんの有用性もないといえるのである．

　尤度比は組み合わせて考えることができ，例えばLR（＋）＝5の症状とLR（＋）＝2の症状の両方があった場合には，その患者では病気らしさが10倍高いと考えることができる．

　これらは鑑別診断の際に利用される手法であるが，薬剤師でも顧客がどのような症状を訴えているかでその病気らしさが何倍程度高まるのか，もしくは低下するのかを判断できるのである．決して薬剤師が鑑別診断するわけではない．薬剤師が顧客の病気らしさを数量的に捉え，その顧客に受診勧奨が必要であるのかを判断するためのツールとして利用していただきたい．

参考文献

1) Grimes DA et al：Lancet, 365：1500-1505, 2005
2) Making Medical Decisions：An Approach to Clinical Decision Making for Practicing Physicians. American College of Physicians, 1999

熱がある

　正常体温は個体差が大きいため，何℃以上を発熱とするか明確な定義は存在しない．Mackowiakらの研究によると，正常な口腔温（健常人の99パーセンタイル値）の最高値は，午前6時で37.2℃，午後4時で37.7℃であった[1]．このことから，午前中では37.2℃以上，午後では37.7℃以上を発熱と考えるのが一般的である[2,3]．しかし，ベースラインの体温が低い患者が37.2℃以下でも熱があると訴えるケースでは，広義の発熱患者として対応すべきである[4]．したがって，顧客対応として重要なことは，現在の体温に加えて日常の体温が何℃であるかについてよく聴取することである．特に，高体温を示さず微熱であれば，普段の平均体温を知ることがセルフメディケーションの観点から重要である．

　顧客が熱を訴えた場合のほとんどは感冒によるものであるが，発熱は多種多様な疾患で生じるため，たとえ多くが感冒であっても，総合感冒薬や解熱鎮痛薬を手に取る前に，受診が必要な疾患を必ず確認しなければならない．発熱の程度や熱型からの症状の判断は難しく，主として随伴症状から判断することになるが，発熱が1週間以上続くものについては一般用医薬品で対応すべきではない．また，妊娠初期の微熱，悪心，倦怠感などの症状を感冒と間違えるケースは多く，月経周期の遅れを確認させるなどして誤使用を未然に防ぐことも重要である．

　感冒に対する解熱鎮痛薬の効果に関してはいまだ明確なエビデンスが示されておらず，使用に関しては顧客の意向を踏まえた上で行うことになるが，感冒であると確信がある場合を除き，使用薬剤にはアセトアミノフェンを選択すべきである．また，感冒の症状に応じた漢方薬の使用も推奨される対応の1つである．

スクリーニングCHART　熱がある

薬：薬の服用により，現れた症状

- **妊娠の有無**
  - あり（もしくはその可能性） ……… **1**

- **主症状のモニタリング**
  - 7〜10日以上発熱が続いている ……… **2**
  - 高温・高湿度環境下での作業や運動後に熱が出た ……… **2**
  - 38℃未満の発熱 ……… **14**
  - 夕方から夜間にかけて熱が出る ……… **15**

- **現在服用している薬剤の確認**
  - 表1-7（p.16）・熱以外の症状を確認の上，副作用をチェック ……… **2** **3** **5**

- **既住歴および治療継続中の疾患の確認**
  - 糖尿病 ……… **4**

肋骨脊柱角の叩打痛
- 腰が痛い
- 一番下のあばら骨と背骨の付け根あたりを叩くと左右の痛みの強さが違う → **9**

消化器症状
- おなかが痛い 薬 → **10**
- 胃のむかつき・吐き気がある　嘔吐する
- ひどい嘔吐
- 便に血がまざっている → **6**
- 下痢がひどい 薬
- 便がおしっこのように水っぽい 薬
- 食欲がない 薬

皮膚症状
- 薬 皮膚に点状の出血がある
- 薬 皮膚を押しても白くならない紫色の斑がある
- 薬 皮膚や白目の部分が黄色い　尿が黄褐色である
- 薬 発疹がある → **7**

→ **5**

8

全身症状

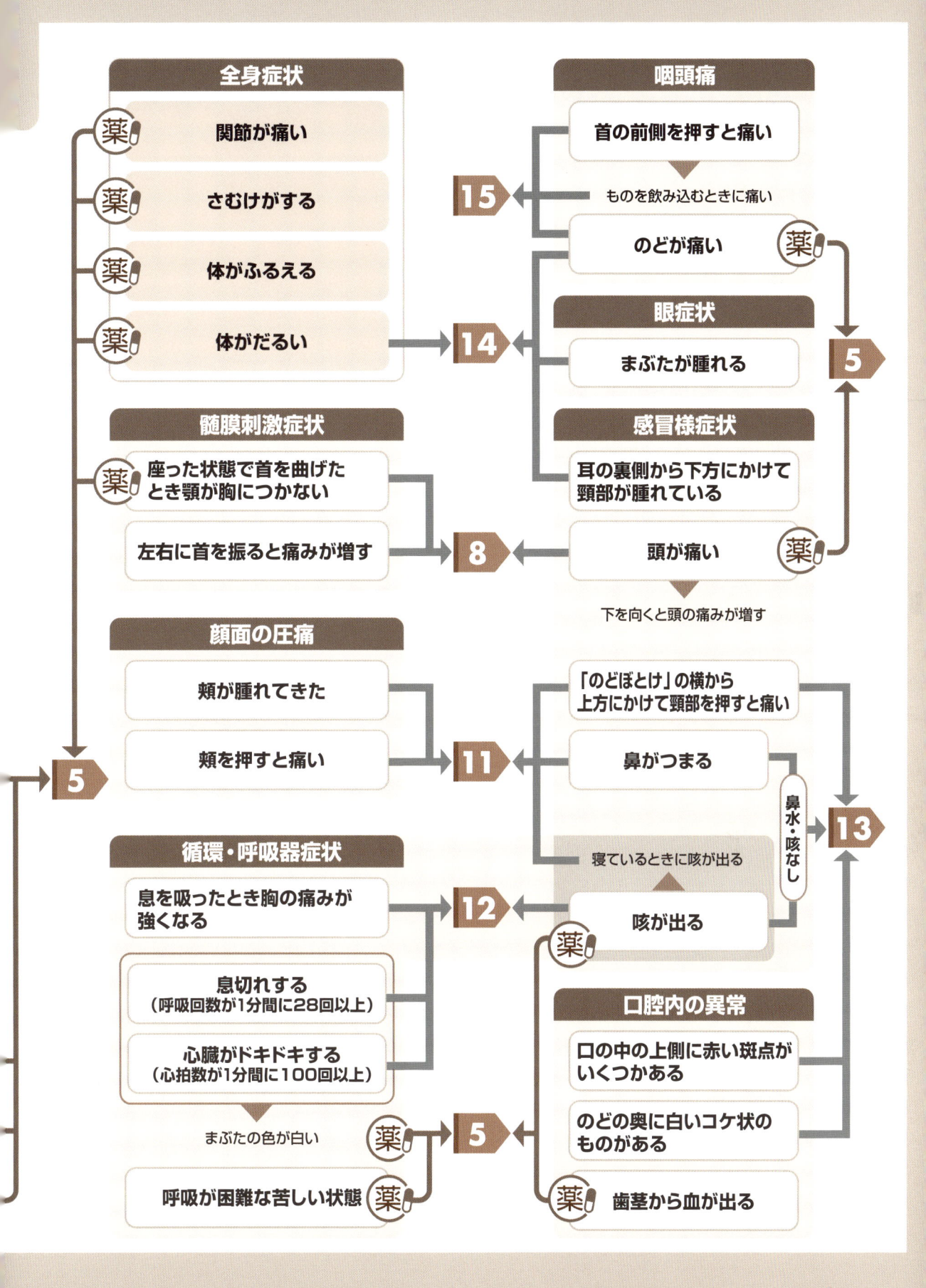

- 関節が痛い 【薬】
- さむけがする 【薬】
- 体がふるえる 【薬】
- 体がだるい 【薬】

→ 14

咽頭痛

- 首の前側を押すと痛い
- ものを飲み込むときに痛い
- のどが痛い 【薬】

→ 15

眼症状

- まぶたが腫れる

感冒様症状

- 耳の裏側から下方にかけて頸部が腫れている
- 頭が痛い 【薬】

下を向くと頭の痛みが増す

→ 5

髄膜刺激症状

- 座った状態で首を曲げたとき顎が胸につかない 【薬】
- 左右に首を振ると痛みが増す

→ 8

顔面の圧痛

- 頬が腫れてきた
- 頬を押すと痛い

→ 11

- 「のどぼとけ」の横から上方にかけて頸部を押すと痛い
- 鼻がつまる

鼻水・咳なし → 13

→ 5

循環・呼吸器症状

- 息を吸ったとき胸の痛みが強くなる
- 息切れする（呼吸回数が1分間に28回以上）
- 心臓がドキドキする（心拍数が1分間に100回以上）

→ 12

寝ているときに咳が出る

- 咳が出る 【薬】

口腔内の異常

- 口の中の上側に赤い斑点がいくつかある
- のどの奥に白いコケ状のものがある
- 歯茎から血が出る 【薬】

まぶたの色が白い 【薬】 → 5

- 呼吸が困難な苦しい状態 【薬】

熱がある | 9

1 悪阻（つわり）

患者情報
- 妊娠が疑われる女性

対応

妊娠可能な年齢の女性で微熱が続くような顧客には，妊娠の可能性を確認し，疑われる場合には妊娠検査薬を紹介する．微熱は，感染症に限らず他の疾患が潜んでいる可能性があることに留意する必要がある．

解説　妊娠の早期（多くは5週以降）には，悪心，微熱，倦怠感などの悪阻が認められる．悪心は空腹時に強く食事により軽減し，症状は早朝空腹時に強くなる傾向がある[5]．

妊娠可能な年齢の女性には生理の遅れなどを聴取し，妊娠の可能性を確認すべきであり[6]，疑われる場合には妊娠検査薬で確認させる．予定月経日頃に月経様の出血（着床時出血）が認められ，最終月経と間違われることがあるので聴取の際には注意が必要である[5]．着床時出血では，出血の量が少なく持続期間が短いのが特徴であるが，出血量が多い場合もある[5]．

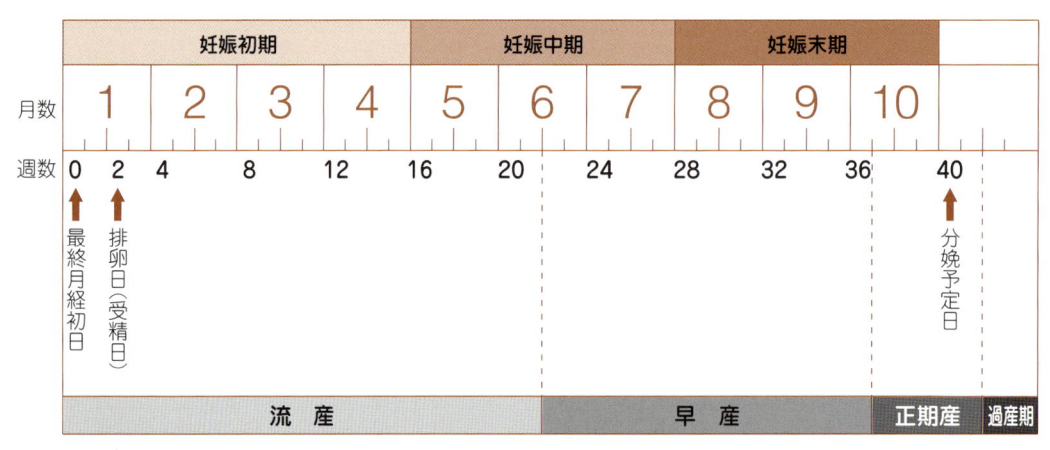

図1-1　妊娠週数と月数

2 長期的な発熱の原因となる疾患，薬剤熱

患者情報
- 7～10日以上発熱が続いている
- 薬剤熱に関連する薬の使用

対応
発熱が続いているという訴えに対して，その期間は，必ず聴取すべきである．感染症か否かの判断も発熱持続期間が1つの判断目安になる．発熱に対して一般用医薬品を服用してから7～10日以上経過しても発熱が続き，効果が認められないような場合，受診勧奨をすべきであるが，この際，服用している薬剤を聞き取り，薬剤熱による可能性も視野に入れる必要がある．

解説
発熱の多くは感冒などのウイルス性感染症によるものであるが，それらは7日以内に発熱がほぼ消失するため[7]，7～10日以上発熱が続く場合には受診勧奨すべきである[8]．表1-1に示すように，さまざまな疾患が長期的な発熱の原因となる[9]．また，表1-2の薬物は薬剤熱に関連する薬物であり[9]，服薬歴を確認すべきである．

表1-1 長期的な発熱の原因となる疾患

感染症	結核，腹部膿瘍，骨盤膿瘍，歯膿瘍，心内膜炎，副鼻腔炎，サイトメガロウイルス感染症，EBウイルス感染症，HIV感染症，ライム病，前立腺炎
悪性腫瘍	慢性白血病，リンパ腫，転移癌，腎細胞癌，結腸癌，肝癌，骨髄異形成症候群，膵癌，肉腫
自己免疫疾患	成人発症スチル病，リウマチ性多発筋痛，側頭動脈炎，関節リウマチ，リウマチ熱，炎症性腸疾患，ライター症候群，全身性エリテマトーデス，血管炎
その他	薬剤熱，肝硬変合併症，人為的発熱，肝炎（アルコール，肉芽腫，ルポイド），深部静脈血栓症，サルコイドーシス

表1-2 薬剤熱に関連する薬物

● アロプリノール	● ヘパリン	● ニフェジピン
● カプトプリル	● ヒドララジン	● ペニシリン
● シメチジン	● ヒドロクロロチアジド	● フェニトイン
● クロフィブラート	● イソニアジド	● プロカインアミド
● エリスロマイシン	● メチルドパ	● キニジン

（文献9より）

3 高体温

患者情報
- 高温・高湿度環境下での作業や運動後の発症
- 熱中症をきたしやすい薬物の使用

対応
薬剤服用後に高体温となることがあるが，それ以上に高温・高湿度環境下による作業および運動によるものの頻度が高い．近年は，夏場の気温が高いために，高体温による死亡事例が多い．高温・高湿度環境下での作業や運動に際しては，塩，糖を含有した水分補給により，高体温を予防するとともに，生体内電解質バランスの変動が引き起こらないようにすることが必要である．熱中症を発症した場合，熱中症のⅠ～Ⅲ度分類をよく熟知し，水分の経口摂取に必ずしも固守してはならないことを認識しておく必要がある．

解説
「発熱」と「高体温」はまったく別のものである．「発熱」とは，感染などが原因となり，外因性もしくは内因性発熱物質により視床下部のセットポイントが体温を高く保つようにされた状態のことであり，「高体温」は，熱産生の異常な増加，熱放射の障害，外部からの加熱により，視床下部を介さずに体温が上昇した状態である[10, 11]．高体温の原因としては，熱中症，悪性高熱症，悪性症候群，甲状腺機能亢進症などがある[11]．

表1-3に示すように，熱中症はⅠ度（軽症），Ⅱ度（中等症），Ⅲ度（重症）に分類される[12, 13]．また，病態分類からみると，熱性けいれんおよび熱失神はⅠ度，熱疲労はⅡ度，熱射病はⅢ度におおよそ当てはまり[14]，それぞれの症状の特徴は表1-4に示すとおりである[11]．ふらつきやせん妄状態などの症状があるときには早急に受診させる必要がある．

表1-3 熱中症のⅠ～Ⅲ度分類

Ⅰ～Ⅲ度分類	症状	対処法
Ⅰ度（軽症）	こむら返り，または立ちくらみのみ	水分の経口摂取と冷所への移動，安静
Ⅱ度（中等症）	強い疲労感，めまい，頭痛，眠気，嘔吐，下痢，体温上昇	輸液（細胞外液，たとえば乳糖加リンゲル液か生理食塩液を500～1,000mL点滴）
Ⅲ度（重症）	脳神経症状：意識消失，せん妄状態，小脳症状（ふらつきなど），痙攣 肝／腎機能障害：ALT, AST, BUN, Cre上昇血液凝固障害：DIC	身体の急速冷却，十分な輸液に加え，救命救急センターなどの集中治療が可能な専門施設での全身管理が必要

（文献12，13より）

表1-4 熱中症の病態分類

分類	特徴		治療
熱射病	●古典的熱射病：高温環境下で直接中枢神経が障害されたもので、必ずしも脱水はない。老人、小児に多く、皮膚は乾燥、多くは緩徐発症 ●運動性熱射病：高温環境下の激しい運動で生じたもので、ほぼ脱水を伴う若年で多く、急性発症が多い。皮膚は湿潤直腸温＞40℃	合併症 ●横紋筋融解症 ●高カリウム血症 ●低カルシウム血症 ●高乳酸血症 その他 ●多臓器不全 ●播種性血管内凝固症候群	●Cooling（身体を冷やす） ●全身管理 ●合併症の治療
熱疲労	●中枢神経症状はなく、高度脱水、循環不全、37℃＜直腸温＜40℃である ●脱水に伴う症状（口渇、倦怠、たちくらみ、頻脈、嘔気、嘔吐、頭痛）がみられる ●水分喪失型と塩分喪失型があり、前者が多い		●Cooling（身体を冷やす） ●水分・塩分の補給 ●合併症の治療
熱性けいれん	●大量の発汗後、水分補給のみで塩分が補給されなかったもの ●体温は上昇しない ●もっとも使用した筋肉が痙攣を起こしやすい（筋肉がつる） ●通常、運動後に発症		●塩分の補給
熱失神	●全身症状なし、体温上昇もみられない ●血管拡張と軽度の脱水により失神する		●涼しい場所で臥位安静

（文献11, 15より）

　皮膚表面温度が30℃以下になると、末梢の血管が収縮し、皮膚の血流が減少することで、体外からの熱の放散がうまくいかなくなり、効率よく体温を下げることができなくなる[16]。このことから、Coolingは、皮膚の血管が収縮しないように40℃程度のお湯を霧吹きでスプレーし、扇風機であおぐといった気化熱を利用した体表冷却法がよいといわれている[10, 11]。水分の補給には、大塚製薬から販売されている「OS-1」を使用する。上述のように、高体温には視床下部は関与しないため解熱剤は無効であり、とくに解熱薬含有の坐剤では、坐剤の代謝で発熱を惹起するためむしろ禁忌であると考えるべきである[11]。

　熱中症を起こしやすいといわれている薬物は**表1-5**の通りであり[17]、これら薬剤の投薬時には熱中症の注意を与えるべきである。

表1-5 熱中症をきたしやすい薬物

●抗コリン薬	●抗ヒスタミン薬	●利尿薬	●三環系抗うつ薬
●ベンゾジアゼピン	●フェノチアジン	●β遮断薬	●Ca拮抗薬
●α₁刺激薬	●アルコール	●コカイン	●アンフェタミン
●甲状腺ホルモン製剤			

（文献17より）

4 糖尿病に伴う感染症

患者情報
- 糖尿病

対応

糖尿病を病歴として持ち，発熱を伴う感染症と考えられる場合，漫然とした解熱剤投与は好ましくない．罹患期間が長いほど，感染症に対する種々のリスクが高まるため，受診勧奨が必要である．

解説

糖尿病では脱水，低栄養，細小血管障害，末梢神経障害，多核白血球の機能障害などにより，感染のリスクが増大する[18]．とくに，血糖コントロールが不良，腎障害や末梢神経障害などの慢性合併症がある，罹患期間が長く痩せ型の患者ではそのリスクが高くなるといわれている[19]．表1-6は糖尿病患者における主要な感染症の種類と症状である[20]．

肺炎は病原微生物の感染により生じるものであるが，糖尿病を有する場合では発生リスクが高く，また，敗血症，胸膜炎，肺化膿症の合併率が高く，重症化しやすい[21, 22]．一般に市中肺炎の多くは，咽頭痛，鼻閉および鼻漏といった上気道感染症状に続き，咳嗽，喀痰および呼吸困難などの呼吸器症状と発熱や悪寒などの全身症状を生じる．P.25 12 にあるように，咳嗽があり，上気道感染症状に続発した体温37.8℃以上で呼吸困難が28/min以上，心拍数が100/min以上がみられたときには肺炎が強く示唆される．また，発熱があるが，上気道感染症はなく，肋骨脊柱角の叩打痛（p.22 9 参照）や右上腹部痛（p.23 10 参照）などといった随伴症状のある場合には，尿路感染症や腹部感染症を疑い，受診勧奨が必要である．このような糖尿病に合併する感染症であるかどうかの確認は，患者の予後に大きな影響を与えるものであり，怠ってはならない．

表1-6 糖尿病患者の主要な感染症とその症状

感染症		症状
呼吸器感染症	市中肺炎	咳嗽，発熱
尿路感染症	細菌性膀胱炎	排尿回数の増加，排尿障害，恥骨上部痛
	急性腎盂腎炎	発熱，側腹部痛
	気腫性腎盂腎炎	発熱，側腹部痛，抗菌薬に対する低感受性
	腎周囲膿瘍	発熱，側腹部痛，抗菌薬に対する低感受性
	真菌性膀胱炎	排尿回数の増加，排尿障害，恥骨上部痛
軟部組織感染症	壊死性筋膜炎	局所痛，発赤，クレピタス（捻髪音），水疱性皮膚症
腹部感染症	気腫性胆嚢炎	発熱，右上腹部痛，全身的毒性
その他	侵襲性外耳炎	耳痛，耳漏，難聴，蜂巣炎
	ムコール症	顔面もしくは眼痛，発熱，傾眠，鼻部の黒色痂皮

(文献20より)

5 感染症，無顆粒球症，再生不良性貧血，肝障害，偽膜性大腸炎，肺障害，急性間質性腎炎，無菌性髄膜炎

患者情報

- ステロイド薬
- 無顆粒球症を起こす薬
- 再生不良性貧血を起こす薬
- 肝障害を起こす薬
- 偽膜性大腸炎を起こす薬
- 肺障害を起こす薬
- 急性間質性腎炎を起こす薬
- 無菌性髄膜炎を起こす薬
  の服用

対応

新規に薬剤を服用して数日目から発熱が出現したような場合，薬剤による発熱の可能性がある．そのような場合，仮に解熱鎮痛薬の服用がなされたとき，薬剤性の発熱がマスクされてしまい，危険な状況になることもある．そのため受診を促し，現在服用中の薬剤によるものか否かの判断をくだすことが重要である．

解説

発熱は以下に示す多くの重大な副作用の初期症状として認められる．したがって，薬を服用しているかどうか必ず聴取すべきであり，それぞれの副作用に関連のある薬剤を服用している場合には，各副作用の初期症状が現れていないか必ず確認する．

1. ステロイド薬の使用による感染症[23]

    初期症状：発熱，咽頭痛，咳，痰，口内炎，発疹，膿尿，排尿時痛，疲労感．

    発症時期：一般細菌が原因の場合，発症当月の投与量が重要である（22.8±27.0mg PSL／日：プレドニゾロン（PSL）換算量）．

    真菌やウイルスの場合，長期大量投与の影響が大きいといわれている．

2. 無顆粒球症（白血球，好中球，顆粒球減少症も含む）[23]

    初期症状：咽頭痛，発熱，全身倦怠感，悪寒，戦慄，口内炎．

    発症時期：数日〜数ヵ月．多くは1, 2週間〜2, 3ヵ月で発症する[24]．

3. 再生不良性貧血（汎血球減少症も含む）[33]

    初期症状：咽頭痛，発熱，全身倦怠感，筋肉痛，点状出血，紫斑，歯肉出血．貧血症状（動悸，息切れ，蒼白など）は遅れて出現する．

    発症時期：早いもので数日，遅いもので1年以上．

熱がある | 15

表1-7 初期症状に発熱を生じる重大な副作用とその原因薬剤

		感染症	無顆粒球症	再生不良性貧血	肝障害	偽膜性大腸炎	肺障害	急性間質性腎炎	無菌性髄膜炎
ステロイド薬		○							
病原微生物に対する薬剤	抗菌薬						○	○	
	抗結核薬						○		
	βラクタム系抗菌薬		○						
	サルファ剤		○	○					
	アシクロビル							○	
	アモキシシリン					○			○
	アモキシシリン・クラブラン酸カリウム				○				
	アンピシリン				○	○			
	イソニアジド								○
	イソニアジド+リファンピシン+ピラジナミド				○				
	クラリスロマイシン				○				
	クリンダマイシン					○			
	サラゾスルファピリジン				○				
	スルファメトキサゾール・トリメトプリム(ST合剤)					○			○
	セファクロル				○				
	セファゾリンナトリウム					○			
	セファレキシン					○			
	セフォチアム塩酸塩					○			
	セフォペラゾンナトリウム					○			
	ミノサイクリン塩酸塩				○				
	メトロニダゾール					○			○
	リファンピシン					○		○	
	セフピロム硫酸塩					○			
抗悪性腫瘍薬	インターフェロン						○		
	エトポシド						○		
	ゲフィチニブ						○		
	シクロホスファミド						○		
	シスプラチン					○			
	テガフール				○				
	フルオロウラシル					○			
	フルタミド				○				
	ブレオマイシン塩酸塩						○		
	ビンブラスチン硫酸塩						○		
	マイトマイシンC						○		
	メトトレキサート						○		
免疫抑制薬	ムロモナブ-CD3								○

分類	薬剤	感染症	無顆粒球症	再生不良性貧血	肝障害	偽膜性大腸炎	肺障害	急性間質性腎炎	無菌性髄膜炎
神経系に作用する薬剤	カルバマゼピン		○	○	○				○
	クロミプラミン塩酸塩		○						
	フェニトイン		○		○				
炎症・アレルギーに作用する薬剤	NSAIDs						○	○	
	アセトアミノフェン				○				
	イブプロフェン		○		○				○
	インドメタシン		○	○					
炎症・アレルギーに作用する薬剤	金製剤			○			○		
	サラゾスルファピリジン				○				
	サリチル酸系解熱薬			○					
	ジクロフェナクナトリウム		○	○					○
	スリンダグ								○
	ナプロキセン		○	○					
	ピロキシカム			○					
	ブシラミン						○		
	ペニシラミン		○	○					
	メトトレキサート						○		
糖尿病治療薬	スルホニル尿素薬		○						
痛風治療薬	アロプリノール		○					○	
	コルヒチン			○					
甲状腺疾患治療薬	チアマゾール		○		○				
	プロピルチオウラシル		○						
血液に作用する薬剤	チクロピジン塩酸塩		○		○				
	静脈用免疫グロブリン製剤								○
循環器系に作用する薬剤	アプリンジン塩酸塩		○						
	ジゴキシン		○						
	チアジド系利尿薬			○				○	
	ニフェジピン		○						
	プロカインアミド塩酸塩		○						
	フロセミド		○	○				○	
	プロプラノロール塩酸塩		○						
消化器系に作用する薬剤	オメプラゾール							○	
	シメチジン							○	
	ファモチジン				○				
	ラニチジン塩酸塩		○						
漢方製剤	小柴胡湯				○		○		

(文献25〜35, 37, 40, 41, 43, 47, 48, 50, 51, 54, 55より)

4. 肝障害

初期症状：倦怠感，黄疸症状（皮膚や眼球結膜の黄色化，黄褐色尿など），食欲不振が多く認められ，発熱や悪心・嘔吐も認められる[36]．

発症時期：発症までの平均服用期間は105日（95%CI：63-146 days）と報告されているが[37]，一様ではなく，NSAIDs（非ステロイド性抗炎症薬）や抗菌薬などでは1週間程度の早期での発症が報告されている[38,39]．

5. 偽膜性大腸炎

初期症状：水様性下痢，腹痛，発熱[41,42]．

発症時期：一般的に，抗菌薬投与後4日以降に発症する[41]．下痢は緩徐に発症する[42]．

6. 肺障害

初期症状：息切れ，呼吸困難，咳嗽（乾性のことが多い），発熱[44〜47]．

発症時期：発症までの期間は，消炎鎮痛薬や抗菌薬では1〜2週間，漢方薬やインターフェロンでは約2ヵ月，抗結核薬では3ヵ月，金製剤では5〜6ヵ月，ペプロマイシンやメトトレキサートでは1〜2ヵ月，シクロホスファミドでは1年，ブスルファンでは2年程度である（発症時期のバラツキが大きいので留意が必要）[46]．

7. 急性間質性腎炎

初期症状：アレルギー反応による発熱，関節痛，発疹などがみられ，抗菌薬やNSAIDsでは非乏尿性のことが多い[24,49,50]．

発症時期：多くの場合，初回服用後2週間（2〜44 days）で発症するが，2度目の服用から3〜5日で発症することもある[51〜53]．

8. 無菌性髄膜炎

全身性エリテマトーデス（systemic lupus erythematosus：SLE），混合型結合組織病（mixed connective tissue disease：MCTD），HIV感染症などの疾患をもつ患者で多く報告されている[54,55]．

初期症状：発熱，頭痛，髄膜刺激症状（neck flexion test, jolt accentuation；p.21参照），悪心・嘔吐[54]．

発症時期：NSAIDsでは30分〜4ヵ月，抗菌薬では10分〜10日，静注用免疫グロブリン製剤では10時間〜8日と報告されている[54]．

6 感染性腸炎

患者情報
- 便に血液が混じっている（血便）
- 下痢がひどい（激しい下痢）
- 嘔吐がひどい（激しい嘔吐）

対 応
発熱に消化管症状を伴う場合，感染性腸炎を疑う必要がある．また，腹痛，嘔吐，下痢などの症状を呈するかについてよく聴取する．とくに下痢の場合，安易に下痢止めの服用を推奨すべきでないことに留意する．激しい下痢では，体液の保持を考慮すべきであり，飲水で脱水が防げないと判断した場合，受診勧奨が必要である．

解 説
急性の下痢で発熱，腹痛，悪心・嘔吐があればまず腸管感染症と考えられる[56]．腸管出血性大腸菌O157などでは鮮血便が，サルモネラや腸炎ビブリオなどでは粘血便が認められ[57]，血便のあるときには直ちに受診勧奨する．また，激しい下痢および嘔吐のある場合にも同様に受診勧奨する．とくに，小児および高齢者では脱水に注意が必要で，受診勧奨した方がよい．

感染源により症状，潜伏期間，原因食品には表1-8のような違いがある[57, 58]．ただし，原因食品については不明であることも多い．

表1-8 代表的な感染性腸炎

感染源	発熱	腹痛	血便	嘔気／嘔吐	潜伏期	主な原因食品
サルモネラ	++	++	+	+	6～72hr	鶏卵，食肉など
腸炎ビブリオ	±	±	±	±	10～24hr	魚介類（刺身，寿司）など
カンピロバクター	++	++	+	+	2～7day	食肉（生や加熱不十分），サラダなど
腸管出血性大腸菌	±	++	++	+	4～8day	原因食品の特定困難 北米では牛肉
ウェルシュ菌	±	+	−	±	6～18hr	肉・魚介類の加熱調理済み食品（カレー）など
黄色ブドウ球菌	±	++	−	++	1～5hr	穀類（おにぎり）など
ノロウイルス	±	++	−	++	24～48hr	二枚貝（カキ）など

++：common，+：occur，±：variable or atypical，−：not characteristic

（文献57，58より）

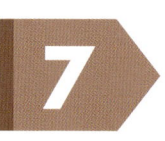

7 麻疹，風疹，伝染性紅斑，突発性紅斑，伝染性単核症，手足口病，溶血性連鎖球菌感染症（猩紅熱），川崎病，ブドウ球菌性熱傷様皮膚症候群，水痘

患者情報
- 発疹がある

対応

発熱時には，皮疹の有無を確認する．認められる場合には，受診勧奨する．

解説　発熱に皮疹を伴う場合には，表1-9のような多様の疾患が考えられる[2]．発疹の有無の聴取は必須であり，認められる場合には受診勧奨する．

8 髄膜炎

患者情報
- 座った状態で首を前に曲げたときに顎が胸につかない（neck flexion test 陽性）
- 頭が痛い
- 左右に首を振ると痛みが増す（jolt accentuation test 陽性）

対応

発熱時に頭痛と髄膜刺激症状を伴う場合には，髄膜炎の疑いがあり，即刻，受診勧奨をすべきである．髄膜刺激症状の判断としては neck flexion test および jolt accentuation test が有用である．これらは，「座った状態で首を前に曲げたときに，首の後ろが痛み，顎が胸につかない」，「左右に首を振ると痛みが増す」というように簡便にできるものである．

解説　髄膜は，硬膜，クモ膜，軟膜の三層からなるが（図1-2），髄膜炎とは通常，クモ膜，クモ膜下腔，軟膜の炎症を指し，病因により細菌性およびウイルス性に分類される[2]．細菌性髄膜炎では，その後，意識状態の低下や神経症状などを生じ，死亡率は約20%と高率であるため，早期発見および治療が重要となる[2]．

髄膜炎の特徴的な臨床症状は，発熱，頭痛，髄膜刺激症状であり，髄膜刺激症状の判断としては neck flexion test および jolt accentuation test が有用である[4, 56]．これらは，「座った状態で首を前に曲げたときに，首の後ろが痛み，顎が胸につかない」，「左右に首を振ると痛みが増す」

表1-9 発熱を伴う皮疹をきたす代表的な疾患

病名	皮疹の特徴		施設内感染症／流行的発生
	好発群と疫学的特徴	臨床症状	
麻疹	髪の生え際から下降して手足以外の体幹に広がり，皮疹は紅斑で，進行すると癒合する．皮疹前後1～2日にKoplik斑が出現する		
	免疫のないヒト	乾性咳嗽，結膜炎，感冒様症状	＋
風疹	髪の生え際から下降して体幹や四肢に広がるが，先に出現した皮疹は消失していく		
	免疫のないヒト	後耳介・後頭・頸部のリンパ節腫脹，関節炎	＋
伝染性紅斑	解熱後に皮疹が出現する．両頬部に平手打ちをされたような明赤色の紅斑が出現し，体幹にも網目状の紅斑が出現する		
	3～12歳の小児に好発．冬から春に好発	軽度の発熱，感冒様症状	＋
突発性紅斑	解熱後に皮疹が出現する．皮疹は主として体幹の紅斑丘疹であり，2日以内に消失する		
	通常は3歳以下の小児に発症	頸部リンパ節腫脹，嘔吐，下痢などの消化器症状	
伝染性単核症	体幹の小紅斑丘疹性皮疹であり，眼瞼浮腫や口蓋の点状出血がみられる		
	思春期，若年成人	咽頭炎，後頸部リンパ節腫脹・圧痛，38℃未満の発熱	
手足口病	手掌，手背，足底，足背の圧痛のある小水疱性紅斑であり，口腔内炎がみられる		
	夏～秋．10歳以下の小児に初発．家族内に多発	一過性の発熱	＋
溶血性連鎖球菌感染症（猩紅熱）	毛嚢が隆起してサンドペーパー様の皮膚となる．顔面は紅潮するが口周囲は起こされないため蒼白くみえる（口囲蒼白）		
	2～10歳の小児にもっとも好発	発熱（38.3℃以上），咽頭炎，イチゴ舌，前頸部リンパ節腫脹・圧痛	＋
川崎病	猩紅熱に似た皮疹または多形紅斑		
	8歳以下の小児	結膜炎，イチゴ舌，口唇発赤，頸部リンパ節の腫脹・圧痛，手足の浮腫，抗菌薬不応の発熱	
ブドウ球菌性熱傷様皮膚症候群	全身性の圧痛を伴う紅潮と表皮剥離がみられる．軽微な刺激で表皮剥離（Nikolsky現象）する		
	10歳以下の小児，腎機能障害を有する成人	顔面浮腫，結膜炎	＋
水痘	大小不同の全身性の水疱性丘疹であり，その後膿疱・痂皮化する．ある時期には新旧の皮疹が混在する．頭皮や口腔内にも出現することがある		
	通常は小児に発症．成人の10％が感染．冬の後期から春に多い	定型例では発熱と発疹は同時である．皮疹は掻痒感が強い	＋

Koplik斑：頬粘膜に発生する1～2mm程度の白色もしくは青色調の斑で，斑の周囲は環状に赤色である． （文献2，57より）

といったように非常に簡便にできるものであり，これら症状がみられないときには髄膜炎の可能性は低いが，発熱および頭痛に加えこれら症状があるときには受診勧奨する．

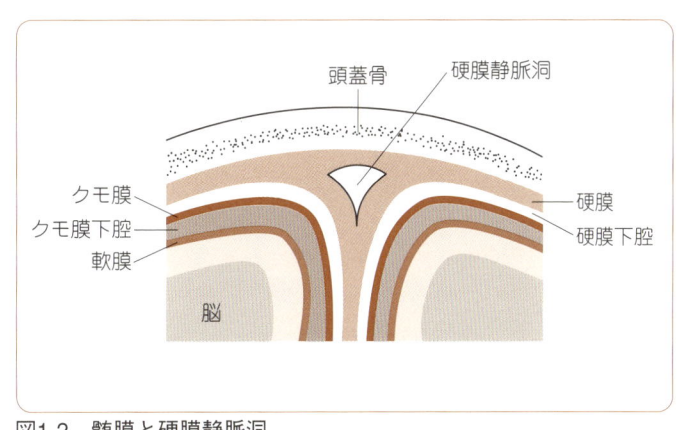

図1-2 髄膜と硬膜静脈洞

9 腎盂腎炎

患者情報
- 第12肋骨（一番下のあばら骨）と脊椎の付け根あたりを叩くと左右で痛みの強さが違う［肋骨脊柱角の叩打痛］
- 胃のむかつきや吐き気がある・嘔吐する（悪心・嘔吐）
- 腰が痛い（腰痛）

対応
腎盂腎炎は腰部特異的に症状が認められないこともあるため，排尿痛など他の随伴症状がないか，よく聴取する．また発熱のパターンが急激な進展であることから，この時期に解熱鎮痛薬の服用で発熱を抑えてしまうことがあるため，注意を要する．

解説
腎盂腎炎は，集合管から尿細管に至る腎実質および腎盂の細菌感染症である（図1-3）．女性は男性に比べ尿道が短いため細菌感染を起こしやすく，50歳未満では男性に比べ女性で多く，通常男性ではまれである[2]．しかし，高齢の男性では前立腺肥大により尿路が狭窄するため発症頻度が著しく高くなる[2, 60, 61]．また，尿路結石，妊娠も腎盂腎炎のリスクファクターであるといわれている[51, 61]．

腎盂腎炎は，一般に2～3時間から1日で急激に進展し，悪寒戦慄を伴う発熱，悪心・嘔吐，下痢，腰痛などの症状が認められる[2]．また，腎盂腎炎の判断には左右差のある肋骨脊柱角部（costovertebral angle）の叩打痛（図1-4）が有用であるが[4]，左右差のない場合には発熱に伴う筋肉痛が原因のことがある[4]．多くの場合，腎盂腎炎における細菌感染経路は膀胱からの上行性感染であるため[2]，排尿痛，頻尿，残尿感などの膀胱炎症状が先行することもある[62]．

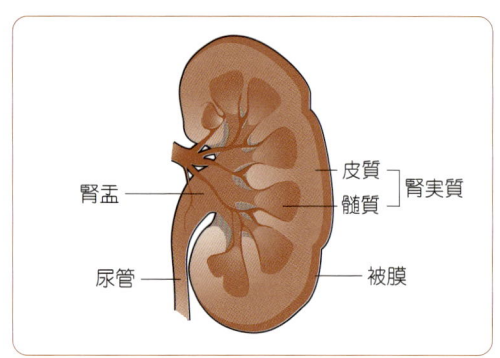

図1-3　腎臓の解剖図

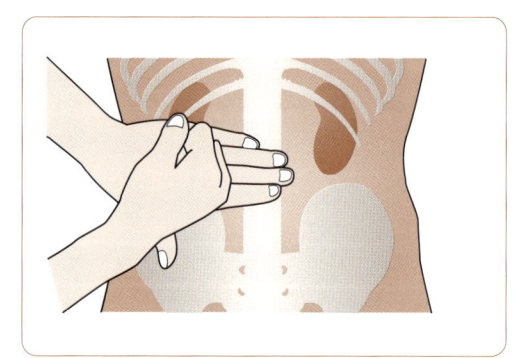

図1-4　肋骨脊柱角部への叩打

10 虫垂炎，憩室炎，膵炎，胆嚢炎，肝炎

患者情報
- おなかが痛い（腹痛）
- 胃のむかつきや吐き気がある・嘔吐する（悪心・嘔吐）

対応
腹部症状を併発した発熱の多くは，受診勧奨の対象となる．

解説
腹痛や悪心・嘔吐を伴う発熱の場合には図1-5のような疾患が考えられる[2, 63]．各疾患はそれぞれ特徴的な症状を示し，疑われる場合には受診勧奨する．

1. 虫垂炎[2, 64]
10～20歳代で頻度が高く，乳幼児や高齢者では比較的まれである．初期には心窩部および臍周囲部に限局性の乏しい腹痛が主症状で，これが通常4～6時間程度持続する．その後，腹痛は次第に右下腹部に移動し，限局した持続性の腹痛となる．悪心・嘔吐は50～60％の患者に認められるが，心窩部および臍周囲部痛の前にこれが増悪することはまれであり，通常嘔吐は自然軽快する．発熱は37℃台のことが多いが，進行例では38℃を超えることがある．

2. 憩室炎[2, 65]
憩室は，消化管や膀胱のような管状，嚢状の臓器の壁がポケット状に落ち込んで生じた部分を指す[66]．憩室炎は憩室嚢内に糞石が形成された結果生じる憩室の炎症である．欧米の患者の主な症状は約70％が左下腹部痛であるが，わが国では約75％が右下腹部痛である．下痢，悪心・嘔吐がみられる場合もある．

3. 膵炎[2]
胆石やアルコールなどが原因となって生じるが，炎症が引き起こされる機序については明らかになっていない．痛みは上腹部にみられ，心窩部，右・左上腹部の順に多いといわれており，痛みは背部に放散することがある．痛みは背臥位で増強し，前傾姿勢になることで軽減することが多い．これ以外にも悪心・嘔吐，腹部膨隆，微熱などはよく認められる症状である．

4. 胆嚢炎[2]
胆嚢炎の多くは，結石による胆嚢管の閉塞により生じる．右上腹部痛を示し，痛みは肩甲骨間，

右肩甲骨，右肩に放散することがある．右肋骨下を右上腹部肋骨の圧迫下で深呼吸した際に痛みの増強により呼吸が止まるMurphy徴候がみられる．腹痛は持続的であり食事によって増強する．嘔気・嘔吐は比較的多くみられ，進行例では黄疸を示すことがある．60～70％程度の患者は過去に発作を生じ自然軽快した経験を有するといわれている．

5．肝　炎[2, 67]

ウイルスやアルコールなどが原因となる．前駆症状として感冒様症状（発熱，頭痛，咽頭痛など）が出現し，ついで全身倦怠感，悪心・嘔吐などと共に黄疸（皮膚や眼球結膜（白目の部分）の黄色化，褐色尿など）が出現する．褐色尿は皮膚や眼球結膜の黄色化の数日前から観測されるといわれている．

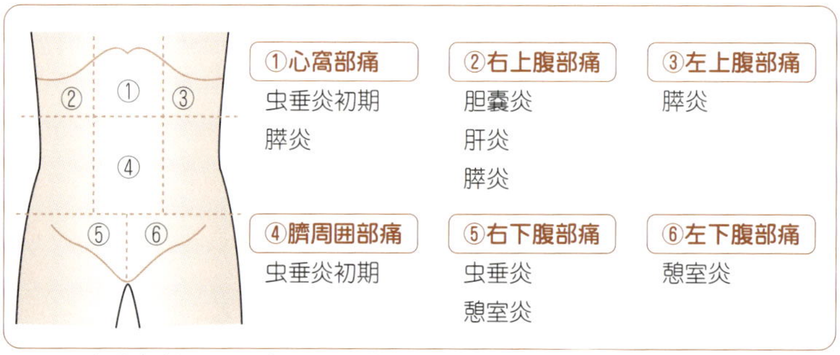

①心窩部痛	②右上腹部痛	③左上腹部痛
虫垂炎初期 膵炎	胆嚢炎 肝炎 膵炎	膵炎

④臍周囲部痛	⑤右下腹部痛	⑥左下腹部痛
虫垂炎初期	虫垂炎 憩室炎	憩室炎

図1-5　腹痛部位から想定される疾患

11　副鼻腔炎

患者情報

- 頭が痛い（下を向くと痛みが増す）
- 頬を押すと痛い（頬部痛）
- 頬が腫れてきた（頬部腫脹）
- 寝ているときに咳が出る（就寝時咳嗽）
- 鼻がつまる（鼻閉）

対　応

頭が痛い，鼻がつまるという症状があり，それが感冒症状に続発しているならば，本症である可能性が高い．抗ヒスタミン薬含有の薬剤を長く服用すると鼻閉などの症状が悪化することもあるので，投薬時には受診勧奨も考慮に入れる必要がある．

解　説

副鼻腔炎は，ウイルス性上気道炎（感冒）や上顎の抜歯などが誘因となるが，ほとんどは感冒に続発し，感冒症状に続いて頭痛を訴える場合にはまず本症が疑われる[4]．また，抗ヒスタミン薬は粘膜を乾燥させ副鼻腔開口部を閉塞するため，総合感冒薬の服用による症状の

悪化を確認する[4].

多くはウイルス性であり自然治癒するが[69, 70]，細菌性副鼻腔炎は感冒の0.2〜2%に合併するといわれている[2]．ウイルス性と細菌性を症状のみで鑑別することは難しいが，Waldらは，感冒症状が10〜30日間持続する患者では80%に副鼻腔炎の所見がみられ，そのうちのおよそ70%の患者から細菌が検出されたことから[71, 72]，症状の持続期間10〜14日を基準として鑑別を行う10 day-markを提案した[73, 74]．しかし，この基準のみで選択した患者を対象とした研究[75]では，プラセボ群と抗菌薬投与群で改善率に有意差は認められなかった．したがって，10 day-markのみでの判断では不十分であり，頭痛や頬部の圧痛・腫脹といった症状が認められる場合に受診勧奨する．

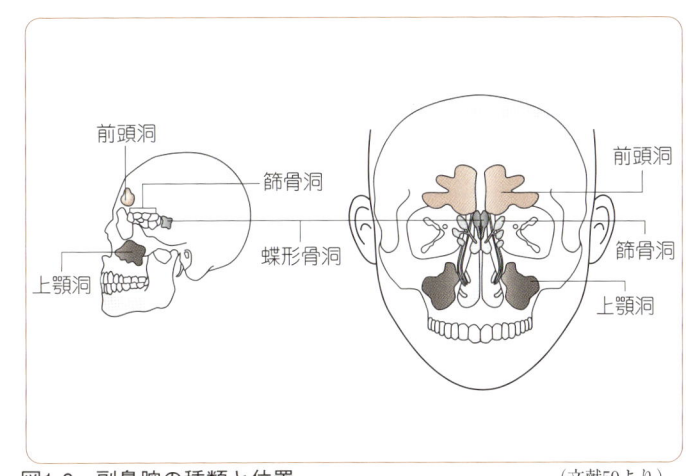

図1-6 副鼻腔の種類と位置　　　（文献59より）

12 肺　炎

患者情報
- 咳が出る（咳嗽）
- 息を吸ったときに胸の痛みが強くなる（吸気で増悪する胸痛）
- 息切れする（呼吸回数が1分間に28回以上）
- 心拍数が1分間に100回以上ある（心拍数100／min以上）

対　応
咳嗽は多数の疾患の症状であることを念頭におく．発熱を伴う咳嗽では，まず感染症を疑い，鎮咳薬服用などの対症療法では，限界があることを認識する．

解　説
肺炎にはウイルス性と細菌性がある．発熱，咳嗽（喀痰を伴わないもの，あるいは膿性痰や赤褐色の痰を伴うもの），胸膜痛（吸気時に増悪する傾向がある[68]），呼吸困難，喘鳴がみられる[2, 76]．また，全身倦怠感，咽頭痛，悪心・嘔吐などもみられることがある[2]．上述のような誤嚥をきたしやすい患者では細菌性肺炎のリスクが高い[76]．肺炎に対する「体温37.8℃以上」の感度は27〜69%，特異度49〜94%，陽性尤度比〔LR（＋）〕2.2，陰性尤度比〔LR（−）〕

0.7，「呼吸回数28/min以上」は感度36%，特異度82%，LR（＋）2.0，LR（－）0.8，「心拍数100/min以上」は感度17〜65%，特異度60〜92%，LR（＋）1.6，LR（－）0.7であり[77]，これらがすべて認められる患者が肺炎である可能性（オッズ）は，これらのパラメーターがすべて異常ない患者と比べておよそ7倍高くなる．

13 A群β溶連菌性咽頭炎

患者情報

- のどが痛い（咽頭痛）
- のどの奥に白いコケ状のものがある［扁桃滲出物（白苔）］
- 咳・鼻水はない
- 「のどぼとけ」の横から上に進んだ首の付近を押すと痛い（前頸部リンパ節の圧痛）
- 口の中の上側に赤い斑点がいくつかある（口蓋の点状出血）

対応

咽頭痛を伴う発熱では，咳，前頸部リンパ節の圧痛，扁桃の白苔が認められた場合，A群β溶連菌性咽頭炎の可能性が高く，受診勧奨が必要である．

解説

A群β溶血性連鎖球菌（溶連菌）（GABHS：group A beta-hemolytic *Streptococcus*）性咽頭炎はGABHSの咽頭・扁桃感染によるものであり，5〜10歳の小児に多く[78]，咽頭炎を有する小児の15〜30%，成人の5〜15%の原因はGABHSであるといわれている[79]．GABHS性咽頭炎では，頻度は低いもののリウマチ熱や扁桃周囲膿瘍を合併することがある[79]．

発熱（38.3℃以上），扁桃滲出物（白苔），咳がない，圧痛を伴う前頸部リンパ節（図1-8）腫脹が

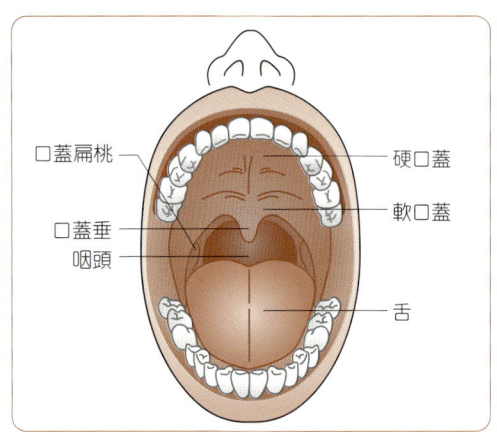

図1-7 扁桃（tonsil）と口蓋（palate）
扁桃は椅子に座らせ上を向かせた状態で口をのぞき込むと舌圧子を使用しなくても扁桃をみることができる

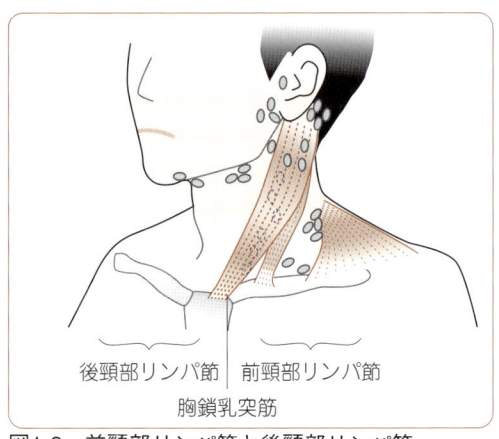

図1-8 前頸部リンパ節と後頸部リンパ節

4大症候といわれており[4]，扁桃の白苔は，感度0.36，特異度0.71-0.98，LR（＋）3.4，LR（－）0.72である[80]．また，とくに小児では腹部症状や嘔吐がみられることがある[2,4]．38℃以上の発熱，咳がない，前頸部リンパ節の圧痛，扁桃の白苔，15歳未満の5項目を各1点，45歳以上をマイナス1点とし，症状の有無で合計したとき，－1もしくは0点，1点，2点，3点，4もしくは5点はそれぞれ尤度比0.05，0.52，0.95，2.5，4.9であると報告されている[81]．したがって，1点未満ではGABHS性咽頭炎の可能性は低く，3点以上ではGABHS性咽頭炎が示唆され，その他症状を考慮して疑われるときには受診勧奨する．

14 伝染性単核症

患者情報

- のどが痛い（咽頭痛）
- 38℃未満の発熱
- まぶたが腫れる（眼瞼浮腫）
- 耳の裏側から下に進んだ首の付近が腫れている（後頸部リンパ節腫脹）
- 体がだるい（倦怠感）

対応

伝染性単核症の発症は，緩徐であり，A群β溶連菌性咽頭炎とは症状の出方など異にする．一般用医薬品での対応が困難であり，受診勧奨が必要である．

解説

伝染性単核症はEpstein-Barrウイルスなどの感染によるものであり，多くは若年成人および乳児にみられる[2,82]．若年成人ではキス時の唾液を介して，乳児では無症候性成人から乳児への唾液を介して感染する[2]．

伝染性単核症の潜伏期間は約4〜6週間であり，発症は緩徐で，発症から受診までの期間が11日程度であると報告されている[2,83]．37.5℃以上の発熱（感度0.27，特異度0.84，LR（＋）1.7，LR（－）0.87[82]）が認められるが，38℃未満がほとんどである[83]．また，頸部リンパ節腫脹（感度0.87，特異度0.58，LR（＋）2.1，LR（－）0.22[82]）も認められるが，とくに後頸部リンパ節腫脹（感度0.40，特異度0.87，LR（＋）3.1，LR（－）0.69[82]）が伝染性単核症の特徴的所見である[83]．その他の特徴的所見としては，両側性の上眼瞼浮腫[83,84]，倦怠感（感度0.93，特異度0.23，LR（＋）1.2，LR（－）0.30[82]）（これは咽頭痛やリンパ節腫脹の出現前から1〜2週間持続する[2]）などがある．また，GABHS性咽頭炎のように扁桃の白苔を伴うことが多い[2]．

15　亜急性甲状腺炎

患者情報
- のどが痛い（咽頭痛）
- 首の前側を押すと痛い（前頸部痛）
- ものを飲み込むときに痛い（嚥下痛）
- 夕方から夜間にかけて熱が出る

対応
本症は，咽頭痛に加えて，前頸部痛，嚥下痛および夕方から夜間の発熱が特徴である．甲状腺に病変があるという認識を持った顧客が少ないと考えられ，聴取の項目をよく吟味する必要がある．

解説
亜急性甲状腺炎はウイルスが原因となり，甲状腺濾胞構造が一過性に破壊され，血中に甲状腺ホルモンが流出し（甲状腺中毒症），その後，甲状腺機能低下，回復という経過をたどる[85, 86]．30〜50歳に多く，男女比は1：10で女性に多い[85]．

前駆症状として，感冒様症状や倦怠感が前頸部痛および発熱の1〜2週間前に出現する．その後，前頸部痛と発熱が出現するが，頸部痛の原因が甲状腺であると気づいている患者は少ないため，単に「のどが痛い」と訴えることが多い[86]．また，咽頭痛はものを飲み込むときに痛く，耳や後頭部にかけて痛みが放散することもある[85, 86]．のどの痛みは甲状腺炎に由来するものであるため，甲状腺部（前頸部）を圧迫したときに，のどの外側に痛みを感じるが，咽頭炎ではのどの内側に痛みを感じるため両者を鑑別して聴取する必要がある[6]．また，体温は正常体温よりも高い状態で，夕方から夜間にかけての発熱がみられ（弛張熱），悪寒を伴うことがある[85]．しかし，発熱は微熱程度の軽度の場合もある[86]．さらに症状が進行すると，動悸，頻脈，多汗などの甲状腺中毒症症状が出現する[85, 86]．

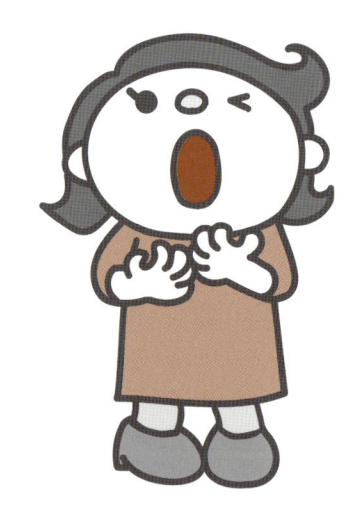

経過観察または薬物治療

感冒に対する解熱薬の使用に対し，有効とするものと軽快を遅延するという報告があり，コンセンサスは得られていない[87, 88]．したがって，解熱薬を用いた対症療法に関しては画一的な見解は得られていないが，解熱薬を使用する場合には，①発熱の原因となる炎症のサインをマスクしない，②血小板機能を障害しない，③小児のライ症候群を起こさないことを考慮し，アセトアミノフェンを使用する[4, 89]．

また，感冒に対しては漢方薬の使用が有用である[90]．以下に感冒用として市販されている各方剤を示す[91, 92]．

太陽病期：かぜのかかり始めの状態

葛根湯：自然発汗なし．悪寒・発熱，頭痛，肩こり，項・背部のこわばり．脈は充実．

麻黄湯：自然発汗なし．悪寒・発熱，頭痛，喘鳴，関節痛，鼻出血，咽頭痛，腰痛．脈は充実．

小青竜湯：自然発汗あり．発熱，頭痛，青白い顔色，鼻水，くしゃみ，水っぽい痰，咳嗽．脈は弱い．

小陽病期：太陽病から身体深部に病変の主座が移行した状態

柴胡桂枝湯：自然発汗あり．悪寒・発熱，頭痛，食欲不振，腹痛，口の苦み，吐き気．

五虎湯：自然発汗あり．咳嗽，口渇，粘稠な痰，身体の熱感．

麦門冬湯：自然発汗なし．咳嗽，咽頭乾燥感・絞扼感．

参考文献

1) Mackowiak PA et al：JAMA, 268：1578-1580, 1992
2) Harrison's Principles of Internal Medicine 16th ed. McGraw-Hill Professional, 2004
3) 齊藤裕之：治療, 88（増刊号）：561-564, 2006
4) 見逃し症例から学ぶ日常診療のピットフォール．医学書院, 2003
5) めざせ！外来診療の達人．日本医事新報社, 2006
6) ハーバード式診断テクニック．コスモトゥーワン, 2004
7) Gwaltney, JM Jr et al：JAMA, 202：494-500, 1967
8) Am Fam Physician, 70：1341-1342, 2004
9) Roth AR et al：Am Fam Physician, 68：2223-2228, 2003
10) Bouchama A et al：N Engl J Med, 346：1978-1988, 2002
11) 林 寛之：レジデントノート 6, 380-393, 2004
12) 安岡正蔵ほか：救急医学, 23：1119-1123, 1999
13) 安岡正蔵：日本医事新報, 4297：62-69, 2006
14) 石井敦子ほか：治療, 88：1747-1750, 2006
15) 鈴木宏昌：治療, 86（増刊号）：1026-1030, 2004
16) Bouchama A et al：Crit Care Med, 19：176-180, 1991
17) Glazer JL et al：Am Fam Physician, 71：2133-2140, 2005
18) 柴 孝也ほか：Diabetes Frontier, 14：728-731, 2003
19) 宮川高一：診断と治療, 94：51-56, 2006
20) Joshi N et al：N Engl J Med, 341：1906-1912, 1999
21) Fine MJ et al：JAMA, 275：134-141, 1996
22) Falguera M et al：Chest, 128：3233-3239, 2005
23) 重大な副作用回避のための服薬指導情報集1-4．じほう
24) 薬剤情報ハンドブック．南江堂, 1998
25) Kaufman DW et al：The Drug Etiology of Agranulocytosis and Aplastic Anemia. Oxford University Press Inc, New York, 1991
26) Kaufman DW et al：Eur J Haematol, 57（suppl）：23-30, 1996
27) Rawson NS et al：J Clin Epidemiol, 51：1343-1355, 1998
28) The International Agranulocytosis and Aplastic Anemia Study. JAMA, 256：1749-1757, 1986
29) Shapiro S et al：Am J Trop Med Hyg, 60：573-577,

1999
30) Ibanez L et al：Arch Intern Med, 165：869-874, 2005
31) van Staa TP et al：Am J Hematol, 72：248-254, 2003
32) van der Klauw MM et al：Arch Intern Med, 159：369-374, 1999
33) Kaufman DW et al：Pharmacoepidemiol Drug Saf, 2：S25-S29, 1993
34) Issaragrisil S et al：Blood, 107：1299-1307, 2006
35) Baumelou E et al：Blood, 81：1471-1478, 1993
36) Marti L et al：Rev Esp Enferm Dig, 97：258-265, 2005
37) Andrade RJ et al：Gastroenterology, 129：512-521, 2005
38) Hertleb M et al：Med Sci Monit, 8：CR292-296, 2002
39) Sgro C et al：Hepatology, 36：451-455, 2002
40) 三藤留美ほか：医学のあゆみ, 214：765-769, 2005
41) Surawicz CM et al：Digestion, 60：91-100, 1999
42) 有井研司ほか：消化器科, 39：473-479, 2004
43) 酒井義浩ほか：臨床と研究, 81：1460-1463, 2004
44) 峠岡康幸ほか：日医雑誌, 134：2131-2134, 2006
45) 齊藤雄二：臨床と研究, 82：1979-1982, 2005
46) 近藤有好：結核, 74：33-41, 1999
47) 薬剤性肺障害の評価, 治療についてのガイドライン．メディカルレビュー社, 2006
48) 伊藤善規ほか：日薬理誌, 127：425-432, 2006
49) 田中純子ほか：内科, 88：45-51, 2001
50) 町田博文ほか：臨床と薬物治療, 22：804-807, 2003
51) Schetz M et al：Curr Opin Crit Care, 11：555-565, 2005
52) Hoitsma AJ et al：Drug Saf, 6：131-147, 1991
53) Perazella MA：Expert Opin Drug Saf, 4：689-706, 2005
54) Moris G et al：Arch Intern Med, 159：1185-1194, 1999
55) 白井丈晶ほか：小児科, 44：1536-1540, 2003
56) 総合外来初診の心得21か条．医学書院, 2002
57) 新臨床内科学 第8版．医学書院, 2002
58) Thielman NM et al：N Engl J Med, 350：38-47, 2004
59) これならわかる 要点解剖学．南山堂, 2004
60) Bass PF 3rd et al：Prim Care, 30：41-61, 2003
61) Bergeron MG：Med Clin North Am, 79：619-649, 1995
62) 田中正利：臨床と研究, 82：1206-1210, 2005
63) 聞く技術 答えは患者の中にある（上）．日経BP社, 2006
64) 山崎恵司：綜合臨床, 53（増刊）：1121-1124, 2004
65) 水城　啓：診断と治療, 94：759-764, 2006
66) 南山堂　医学大事典．南山堂, 2006
67) 矢野公士ほか：臨床と研究, 83：209-213, 2006
68) 診療エッセンシャルズ．日経メディカル, 2004
69) Kristo A et al：Pediatrics, 111：e586-589, 2003
70) Puhakka T et al：J Allergy Clin Immunol, 102：403-408, 1998
71) Wald ER et al：Pediatrics, 77：795-800, 1986
72) Wald ER et al：J Pediatrics, 104：297-302, 1984
73) Wald ER et al：Adv Otolaryngol Head Neck Surg, 2：165-188, 1988
74) Ueda et al：Pediatr Infect Dis J, 15：576-579, 1996
75) Garbutt JM et al：Pediatrics, 107：619-625, 2001
76) 今日の診断指針 第5版．医学書院, 2002
77) Evidence-based physical diagnosis. WB Saunders, 2001
78) Breese BB：Am J Dis Child, 101：514-517, 1977
79) Vincent MT et al：Am Fam Physician, 69：1465-1470, 2004
80) Ebell MH et al：JAMA, 284：2912-2918, 2000
81) Mclsaac WJ et al：CMAJ, 163：811-815, 2000
82) Ebell MH et al：Am Fam Physician, 70：1279-1287, 2004
83) 鈴木美穂ほか：総合診療研誌, 2：45-50, 1997
84) 鄭　東孝：JIM, 11：301-303, 2001
85) 高須信行：Medical Practice, 19：293-298, 2002
86) 小澤安則：Modern Physician, 23：1055-1059, 2003
87) 後藤雅史：EMBジャーナル, 6：25-31, 2005
88) Eccles R：J Clin Pharm Ther, 31：309-319, 2006
89) プライマリ・ケア実践ハンドブック．エルゼビア・ジャパン, 2004
90) 田坂佳千：治療, 88（増刊号）：568-571, 2006
91) 伊藤隆：総合臨床, 49：2697-2698, 2000
92) 症例から学ぶ和漢診療学 第2版．医学書院, 1998

2 頭が痛い

　頭痛は，生命を脅かす重篤なものから慢性的なものまで，非常に幅広い疾患により生じる症状である．その痛み方も，これまで体験したことのないような激しい痛み，こめかみ部分のズキンズキンと脈打つような痛み，頭の中というよりも表面がヤスリで擦ったような痛み，何となく頭が重くて痛い感じなどさまざまである．注意すべきは，くも膜下出血などの重篤な脳血管障害を生じているにもかかわらず，その典型的な症状を示さずに，わりと元気そうに徒歩で来られることが少なくないということである．頭痛のあったときの状態（最悪・増悪・突発）についてしっかりと聴取し，また，顎が胸につくか（neck flexion test）などについて十分確認すべきである．

　緊張型頭痛や片頭痛などは罹患患者数が多く，よく遭遇する疾患であるが，そのほとんどはいわゆる「頭痛持ち」といわれる慢性の頭痛である．中にはひどい頭痛を訴える顧客もいるが，生活に支障をきたすレベルの頭痛（中等度の頭痛）の場合では，一般用医薬品で対応すべきではなく，必ず受診勧奨すべきである．軽症の頭痛の場合には，非ステロイド性抗炎症薬（NSAIDs）やアセトアミノフェンを使用させるが，1ヵ月に15日以上の使用は薬物乱用頭痛の発生の恐れがあるため，この点を十分に考慮した服薬指導を行う必要がある．

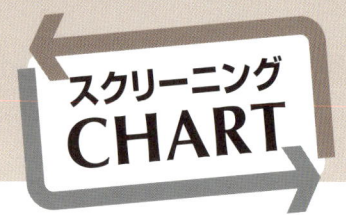

スクリーニングCHART 頭が痛い

■ 主症状のモニタリング

- 連日，慢性的にある頭痛 ………………………………………………… **1**
  （1日4時間以上，1ヵ月に15日以上，3ヵ月以上持続）
- 日常生活や仕事に影響がある頭痛 ……………………………………… **2**
- 今までに経験したことのない，もっともひどい頭痛 ………………… **4**
- だんだん痛みが強くなる頭痛 …………………………………………… **4**
- 突然発症した頭痛 ………………………………………………………… **4**
- こめかみあたりにズキンズキンと脈打つような頭痛 ………………… **5**
- こめかみにある血管が腫れていたり，押すと痛い頭痛 ……………… **5**
- 下を向くと痛みが強くなる頭痛 ………………………………………… **9**
- 鎮痛薬を多用し，これまでに経験のない頭痛が出た，もしくは強くなった …… **3**

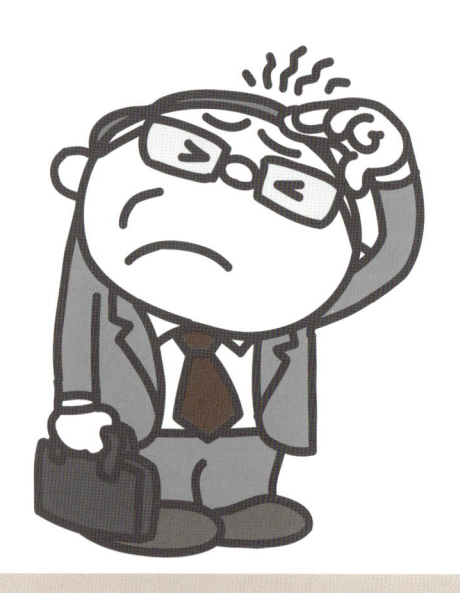

■ 頭痛以外の症状の確認

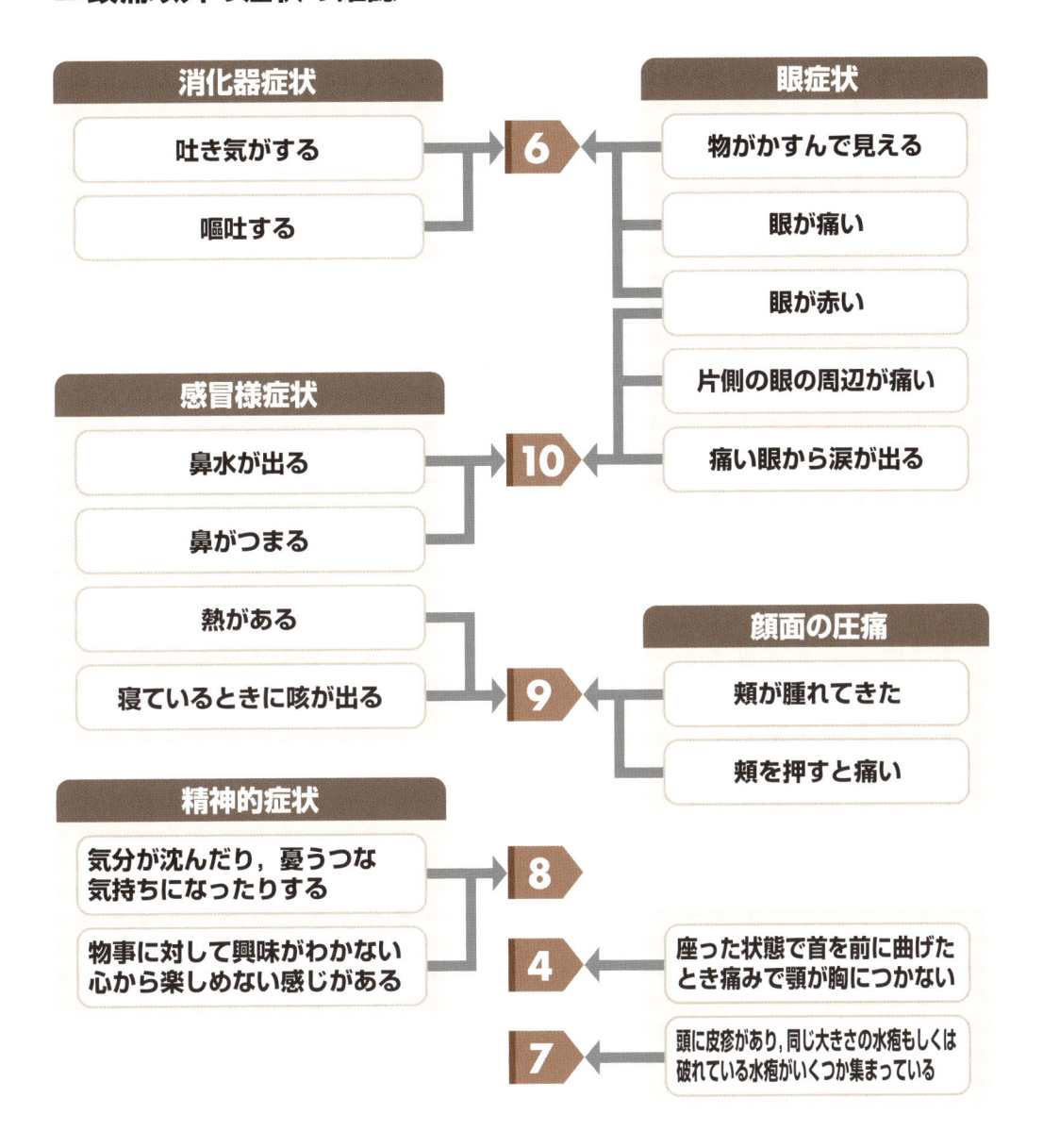

消化器症状
- 吐き気がする
- 嘔吐する

→ **6** ←

眼症状
- 物がかすんで見える
- 眼が痛い
- 眼が赤い
- 片側の眼の周辺が痛い
- 痛い眼から涙が出る

→ **10**

感冒様症状
- 鼻水が出る
- 鼻がつまる
- 熱がある
- 寝ているときに咳が出る

→ **9** ←

顔面の圧痛
- 頬が腫れてきた
- 頬を押すと痛い

精神的症状
- 気分が沈んだり，憂うつな気持ちになったりする
- 物事に対して興味がわかない 心から楽しめない感じがある

→ **8**

4 ← 座った状態で首を前に曲げたとき痛みで顎が胸につかない

7 ← 頭に皮疹があり，同じ大きさの水疱もしくは破れている水疱がいくつか集まっている

1 慢性連日性頭痛

患者情報
- 連日，慢性的にある頭痛
  （1日4時間以上，1ヵ月に15日以上，3ヵ月以上持続）

対応
慢性的に頭痛が生じる場合，継続的な頭痛薬の服用が想定される．つまり片頭痛患者が慢性的に頭痛薬を服用し，片頭痛が慢性化していることもある．頭痛薬の主成分は，胃粘膜に障害を与える可能性があり，その点にも注意すべきである．

解説
慢性連日性頭痛は，国際頭痛学会分類第2版（ICHD-Ⅱ）で独立したカテゴリーとなっていないが，Silbersteinらの「1日に4時間以上，1ヵ月に15日以上の頭痛が3ヵ月以上持続する頭痛」という定義が一般的である[1,2]．難治性頭痛には，①慢性片頭痛，②慢性緊張型頭痛，③持続性片頭痛，④新規発症持続性連日性頭痛が含まれるが，ほとんどが①または②である[1,2]．セルフメディケーションでの対処は困難であり，受診勧奨する．

2 中等～重度の頭痛

患者情報
- 日常生活や仕事に影響がある頭痛

対応
頭痛は，脳に器質的な障害が認められなくても，日常的な生活に支障をきたす程度の痛みを訴える顧客も多い．それらが影響して，精神的な苦痛を強いられ，他の疾患を誘発してしまうことがあり，その点にも十分に注意を払う必要がある．

解説
頭痛は重症度と生活支障度により，①軽症：生活に対する支障がない，②中等度：日常生活や仕事に影響がある，③重症：日常生活や仕事が不可能・寝込む，の3段階に区分される．日本頭痛学会による慢性頭痛診療ガイドラインでは，一般用医薬品での治療は軽症の頭痛に対して用い，中等～重度では医師の管理下で治療されるべきであると記載されている[3]．したがって，日常生活や仕事に支障をきたすような頭痛を訴える場合には，受診勧奨すべきである．

3 薬物乱用頭痛

患者情報
- 鎮痛薬を多用しており，これまでに体感したことのない感じの頭痛が出た，もしくは頭痛がひどくなった

対応
頭痛は，慢性的になりやすいため，頭痛薬の服用も継続的になる顧客が相当な数であると想定される．頭痛には，生活習慣も影響するので，不規則な服用も問題である．それらの積み重ねが，逆に薬物乱用のように頭痛を悪化させるようなこともあることに留意する．

解説
片頭痛や緊張型頭痛の患者が，トリプタン製剤やNSAIDsなどの薬物を乱用して，新しいタイプの頭痛が出現した場合や頭痛が顕著に悪化したときには，薬物乱用頭痛を考えるべきである[4]．

薬物乱用頭痛は，頭痛が1ヵ月に15日以上存在し，3ヵ月以上にわたり単独の鎮痛薬（NSAIDsやアセトアミノフェン）を1ヵ月に15日以上，トリプタン製剤，エルゴタミン，オピオイド，複合薬物（上記鎮痛薬にオピオイド，バルビタール，カフェインなどを含有する薬物）であれば10日以上服用し，新たに頭痛が出現するか，元々の頭痛が顕著に悪化した頭痛であると定義されている[5,6]．1ヵ月に10日以上の使用というのは1週間で2～3回以上の使用となるが，数日の連用の後で休薬期間が長い場合には「定期的な乱用」とはならない[7,8]．

Limmrothらは，薬物乱用頭痛の発症までの期間は，トリプタン製剤の1.7年がもっとも短く，次いでエルゴタミンの2.7年で，鎮痛薬は4.8年であることを報告している[9]．さらに，月間の内服した頻度をみると，トリプタン製剤は月に18回，エルゴタミンは月に37回で，鎮痛薬は114回であり，トリプタン製剤がもっとも少量で薬物乱用頭痛を引き起こすと述べている．また，エルゴタミンおよび鎮痛薬によるものでは，慢性緊張型頭痛様であるが，トリプタン製剤ではより片頭痛の色彩が強くなった頭痛を呈すると報告している．

以上のような特徴があり，薬物乱用頭痛が示唆されるときには受診勧奨すべきである．

4 脳血管障害，脳腫瘍，髄膜炎などの症候性頭痛

患者情報

- 頭痛は今までに経験したことのないもっともひどい痛みである（最悪の頭痛）
- 頭痛がだんだん強くなっている（増悪する頭痛）
- 頭痛が突然出た（突発の頭痛）
- 座った状態で首を前に曲げようとすると痛みが強くて顎が胸につかない（neck flexion test 陽性）

対応

頭痛の程度が増悪し，頭痛薬の服用でもまったく効かない，もしくはさらに増悪するような場合には，受診勧奨が必要である．

解説

くも膜下出血は，決して見逃してはならない重篤な疾患であるが，初診時に12～51％も誤診されており，片頭痛や緊張型頭痛などと誤診されている[10～19]．自然にもしくは鎮痛薬で軽快する，神経学的な異常がなく歩いて来たというような一見軽症にみえ重篤感を感じさせない場合も少なくないため，軽症にみえたとしても十分な注意が必要である[10, 11, 20]．

危険な頭痛（脳血管障害，脳腫瘍，髄膜炎）に対する3つの質問（「経験したことのない最悪の頭痛（最悪）」「増悪しているか（増悪）」「突然の発症だったか（突発）」）の有用性についての報告があり，3つすべて「いいえ」であれば危険な頭痛はほぼ否定でき，3つのうちいずれか1つ「はい」であれば感度はほぼ100％であることが示されている[20～22]．これは非常に有用な問診項目であり，頭痛を訴える場合には必ず聴取し，該当する場合には迅速に受診させる．

また，髄膜炎やくも膜下出血での髄膜刺激症状をneck flexion test（座位で頭部を前屈し顎を胸部につけようとすると，後頸部が痛み，胸部につかない状態を陽性とする．p.21参照）により確認することも有用であり[23]，判断の参考にすべきである．また，髄膜刺激症状の強い患者は自ら枕を外して寝ていることが多い．

さらに，頭痛持ちではなく中年以降の初発の頭痛などの患者背景は判断の助けとなるため必ず聴取する．

また，前述や後述と重複するものもあるが，表2-1に示す他の重篤な疾患を示唆する頭痛症候[24]についても必ず確認する．

さらに，薬剤性の無菌性髄膜炎のチェックも行う（表2-2）．薬剤性無菌性髄膜炎は，全身性エリテマトーデス（systemic lupus erythematosus：SLE），混合型結合組織病（mixed connective tissue disease：MCTD），HIV感染症などの疾患を持つ患者で多く報告されている[25, 26]．

表2-1　他の重篤な疾患を示唆する頭痛症候

● 今まででもっともひどい頭痛	● 頭痛に先行する嘔吐
● 初回の激しい頭痛	● 体を曲げたり，物を持ち上げたり，咳嗽により誘発される
● 数日～数週にわたる亜急性増悪	● 睡眠が障害されるまたは起床直後に起こる
● 神経異常所見	● 既知の全身性疾患
● 発熱や説明不能な全身徴候	● 55歳以上で初発

（文献24より）

表2-2　無菌性髄膜炎を引き起こす代表的な薬物

● イブプロフェン	● メトロニダゾール
● スリンダク	● イソニアジド
● ジクロフェナク	● 静注用免疫グロブリン製剤
● スルファメトキサゾール・トリメトプリム	● ムロモナブ-CD3
● アモキシシリン	● カルバマゼピン

（文献25, 26より）

● 薬剤性無菌性髄膜炎

　初期症状：発熱，頭痛，髄膜刺激症状（neck flexion test），悪心・嘔吐[25]．

　発症時期：NSAIDsでは30分～4ヵ月（median=4hr），抗菌薬では10分～10日（median=3hr），静注用免疫グロブリン製剤では10時間～8日（median=36hr）と報告されている[25]．

5　側頭動脈炎

患者情報

- こめかみあたりにズキンズキンと脈打つような痛みがある（側頭周辺の拍動性頭痛）
- こめかみにある血管が腫れていたり，押すと痛みがある（側頭動脈周辺の腫脹および圧痛）

対応

ある部位に特異的な痛みが生じる頭痛は，器質的な障害を生じている可能性があり，受診勧奨が必要である．

解説

側頭動脈炎は，50歳以上（60歳以上が大部分）に多い疾患であり，側頭部周辺の表在性で拍動性の頭痛で，浅側頭動脈の腫脹や圧痛がみられる[22, 24, 27]．髪をとかすときに頭皮痛があると訴える例が多い．眼動脈に炎症が波及し，未治療であるとおよそ半数が失明するといわれており，霧視などの視力障害や視野欠損，中心暗点（物を見ようとしたとき，その部分が見えなかったり歪んで見える）などの確認を必ず聴取し，認められる場合には早急な対応が必要

である[22, 24, 27].

　リウマチ性多発筋痛症（polymyalgia rheumatica：PMR）の15〜40％に側頭動脈炎が合併するといわれており，PMR単独では38度を超えるような発熱を示さないが，側頭動脈炎を合併することで高熱をきたすことがある[22, 24, 27]．PMRは，主に50歳以上に発症し，筋力低下は示さないが，四肢近位部，頸部，肩，腰部に左右対称性の筋肉の痛みとこわばりがあり，四肢近位筋の痛みのため上肢を上げにくい[22, 24, 27]．

6　緑内障

患者情報
- 吐き気がする（嘔気）
- 嘔吐する（嘔吐）
- 物がかすんで見える（霧視）
- 眼が痛い（眼痛）
- 眼が赤い（結膜の充血）

対応

頭痛に随伴して，物がかすんで見える，気持ちが悪いという訴えを第一に述べる顧客は，頭痛薬の服用では対処できない可能性が高く受診勧奨が必要である．

解説　急性緑内障発作では，頭痛，眼痛，嘔気・嘔吐，霧視などの視力障害がみられ，眼球は発赤（充血）する[24, 27, 28]．

　抗コリン作用のある薬物（表2-3）は，添付文書の禁忌欄に緑内障と記載されているが，実際には狭隅角眼および閉塞隅角緑内障を真の対象としている[29]．狭隅角眼および閉塞隅角緑内障は

表2-3　抗コリン作用を有する代表的な薬物

ベンゾジアゼピン系睡眠鎮静薬	ハルシオン（トリアゾラム），レンドルミン（ブロチゾラム），サイレース（フルニトラゼパム）など
ベンゾジアゼピン系抗不安薬	デパス（エチゾラム），コンスタン（アルプラゾラム），セルシン（ジアゼパム）など
三環系・四環系抗うつ薬	ノリトレン（ノルトリプチリン），トフラニール（イミプラミン），アナフラニール（クロミプラミン）など
抗コリン作動性パーキンソン病治療薬	アーテン（トリヘキシフェニジル），タスモリン（ビペリデン），パーキン（プロフェナミン）など
抗ヒスタミン系抗アレルギー薬	ネオレスタミン（クロルフェニラミン），レスタミン（ジフェンヒドラミン）など
消化管運動抑制薬	ロートエキス（ロートエキス），ブスコパン（ブチルスコポラミン），コランチル（合剤）など
非ピリン系解熱鎮痛薬	PL顆粒（合剤），ペレックス顆粒（合剤）など
抗ヒスタミン系抗めまい薬	トラベルミン（合剤）など

中高年の女性および遠視眼に多く，加齢とともに罹患率が高くなる[29~32]．さらに，抗コリン作用のある薬物を2つ以上併用しており，上記症状がみられる場合には薬物による緑内障の可能性が強く示唆される[29, 30]．

7 帯状疱疹

患者情報
- 頭に皮疹があり，同じ大きさの水疱もしくは水疱の破れているものがいくつか集まっている（頭部の同相同大の皮疹）

対応
通常，頭痛の症状が肉眼的にわかるものは少ないが，皮疹の出現は，神経の痛みを伴う帯状疱疹の可能性が高い．この場合，安易な塗布剤を勧めることは好ましくない．

解説 帯状疱疹はp.135，図10-4に示すように，独立～癒合した同相同大（同時発生，同時進行であり，同じ大きさ）の水疱～びらん～痂皮が，集簇～一定範囲に散在する皮疹となる[23, 24, 33~35]．また，帯状疱疹では皮疹に痛み（紙ヤスリで擦ったような強い痛み）を伴い，とくに顔面に帯状疱疹がみられる場合には，眼合併症や顔面神経麻痺を伴うことがあるため迅速な対応が求められる[23, 24, 33~35]．

頭痛が皮膚の表面にあり，頭部に帯状疱疹に特徴的な皮疹がみられる場合には帯状疱疹が強く示唆される．なお聴取や観察の際には，帯状疱疹は皮疹の前に痛みが出ることや毛髪に隠れた頭皮の皮疹は見落としやすいことに注意が必要である．

8 うつ病

患者情報
- 気分が沈んだり，憂うつな気持ちになったりする（抑うつ気分）
- 物事に対して興味がわかない，心から楽しめない感じがよくある（興味・関心の減退）

対応
頭痛には，痛みの程度とその持続性を顧客から聴取することが重要である．一日中，同程度の痛みが続き，気分が落ち込むような症状を伴う場合には，受診勧奨が必要である．

解説 前野らの研究によると，総合診療部や診療所など全国22施設で頭痛を訴えて受診した患者のうち26%はうつ病であった[36]．また，片頭痛患者での大うつ病の生涯有病率は20〜40%であると報告されており，多くの疫学研究でのオッズ比は3〜4である[37]．一方，うつ病患者の43%が痛みを訴え，頭痛と腹痛が33%ともっとも多い[38]．これらより，慢性頭痛の二次的な心理変化としてうつ病に至る場合とうつ病の部分的な症状として頭痛が存在する場合が考えられ[39]，このことから頭痛を訴える患者へのうつ病を考慮したアプローチが重要であることがわかる．

うつ病の診断基準[40]を表2-4に示す．また，表2-5はうつ病と関連の高い身体・精神症状である[41]．簡便かつ感度の高いうつ病のスクリーニング法として二質問法（表2-6）が提案されており[42,43]，

表2-4 大うつ病エピソード（米国精神医学会診断基準DSM-IV）

以下の5つ以上が2週間以上ほとんど毎日存在する	
①抑うつ気分 ／必須症状 ②興味・喜びの減退 （①，②のうち1つ）	⑤焦燥・制止 ⑥易疲労感・無気力
③食欲低下	⑦無価値観・罪の意識
④不眠	⑧集中力減退
	⑨希死念願

（文献40より）

表2-5 うつ病に関連した身体・精神症状

		男性		女性	
		オッズ比（うつ病群／非うつ病群）	95%信頼区間	オッズ比（うつ病群／非うつ病群）	95%信頼区間
身体症状	睡眠障害	2.21	1.16 - 4.21	3.85	2.39 - 6.19
	食欲不振	5.75	1.81 - 18.30	5.37	2.31 - 12.52
	全身倦怠感	5.04	1.37 - 18.50	2.90	1.26 - 6.67
	頭痛			3.35	1.71 - 6.56
	下痢	5.00	1.72 - 14.50		
	発汗亢進	10.48	1.91 - 57.58		
	体重減少	5.09	1.04 - 24.97		
	感覚異常			3.74	1.10 - 12.70
精神症状	興味の消失	20.25	4.35 - 94.16	13.84	4.54 - 42.25
	いらいら感	5.14	1.18 - 22.42	3.39	1.41 - 8.19
	悲哀感			6.81	1.31 - 35.49

（文献41より）

いずれか一方，もしくは両方ない場合にはうつ病は否定的である．ただし，DSM-IVや二質問法では2週間以上または1ヵ月続くうつ症状を対象としているが，うつ症状が2週間続かない場合や典型的な大うつ病を発症していない場合は，今後うつ病が発症・増悪する可能性を考慮して，軽症うつ病もしくはそれに準じるものとして考え，対応すべきである[44〜46]．

抑うつ気分などといったうつ症状の聴取は細心の注意が必要であり，表2-7のような聞き取り方[47,48]が良いと思われる．また，聴取の際には表2-8のような正常反応としてのうつとうつ病の違い[49]に注意すべきである．

表2-6 二質問法

①この1ヵ月間，気分が沈んだり，憂うつな気持ちになったりすることがよくありましたか？
②この1ヵ月間，どうしても物事に対して興味がわかない，あるいは心から楽しめない感じがよくありましたか？

（文献42, 43より）

表2-7 うつ症状の聞き取り方

質問	症状
「最近気分はいかがですか？」	抑うつ気分
「最近食欲は減りましたか？」	食欲不振
「好きな食べ物なのにおいしく感じないことがありますか？」	興味・関心の減退
「おいしいものを食べたいと思いますか？」	興味・関心の減退
「なにか趣味をお持ちですか？」 →返答に合わせて（例） 「最近は（料理・読書・スポーツ・旅行）をしていますか？」	興味・関心の減退
「眠れないときにくよくよ考えることがありますか？」	抑うつ気分
「くよくよ考えているときに自分を責めてしまうようなことはありますか？」	自責感

（文献47, 48より）

表2-8 正常反応としてのうつとうつ病の違い

正常の反応	うつ病
●出来事の直後，連続して起こることが多い	●出来事から遅れて理由なく起こることがある
●理解できる因果関係	●理解しにくい部分もある
●数週間で徐々に薄らぐ	●数週間以上続く
●身体症状は持続しない	●身体症状が持続する
●対人関係・日常生活には大きな支障がない（とりつくろえる）	●対人関係・日常生活に支障をきたす（とりつくろいにくい）

（文献49より）

9 副鼻腔炎

患者情報
- 頭が痛い（下を向くと痛みが増す）（頭痛）
- 頬を押すと痛い（頬部痛）
- 頬が腫れてきた（頬部腫脹）
- 寝ているときに咳が出る（就寝時咳嗽）
- 熱がある（発熱）

対応
感冒様症状を呈し，頭痛がある場合，必ずしも頭痛薬が奏効しないことが多い．また，感冒薬，頭痛薬，鼻炎を抑えるために含まれる抗ヒスタミン薬は本症を悪化させることがあるため，これらの薬剤の服用についての聴取も重要である．

解説
副鼻腔炎は，ウイルス性上気道炎（感冒）や上顎の抜歯などが誘因となるが，ほとんどは感冒に続発し，感冒症状に続いて頭痛を訴える場合にはまず本症が疑われる[23]．また，抗ヒスタミン薬は粘膜を乾燥させ副鼻腔開口部を閉塞させるため，これを含む総合感冒薬などの服用により症状が悪化したかを確認する[23]．

多くはウイルス性であり自然治癒するが[50,51]，細菌性副鼻腔炎は感冒患者の0.2～2%が合併するといわれている[24]．ウイルス性と細菌性を症状のみで判断することは難しいが，Waldらは，感冒症状が10～30日間持続する患者では80%に副鼻腔炎の所見がみられ，そのおよそ70%の患者から細菌が検出されたことから[52,53]，症状の持続期間10～14日を基準として鑑別を行う10 day-markを提案した[54,55]．しかし，この基準のみで選択した患者を対象とした研究[56]では，プラセボ群と抗菌薬投与群で改善率に有意差は認められなかった．したがって，10 day-markのみでの判断は不十分であり，頭痛や頬部の圧痛・腫脹といった症状が認められる場合には受診勧奨する．

10 群発頭痛

患者情報
- 眼が赤い（結膜の充血）
- 片側の眼のあたりが痛い（片側性の眼窩周囲部痛）
- 痛い眼のほうから涙が出る（流涙）
- 鼻水が出る・鼻がつまる（鼻漏・鼻閉）

対応
特定の時間帯の発症ならびに特異的な随伴症状のある頭痛は，一般用医薬品では対応が困難と考えられ，受診勧奨が必要である．

解説 群発頭痛の典型例では，1日に1～3回，1回15分～3時間程度持続する片側の眼窩周囲を中心とする突発性の突き刺すような痛みが生じ，頭痛と同側に結膜充血，流涙，鼻閉・鼻漏，眼瞼下垂を伴う[24, 57]．およそ50％の患者では，発作が夜間に生じ，就寝後2時間以内に疼痛により目が覚める[24, 57]．これが1～2ヵ月程度持続し，平均的に1年程度疼痛のない期間（寛解期）が続くといわれている[24, 57]．国際頭痛学会分類第2版（ICHD-Ⅱ）では，寛解期が1ヵ月以上のものを反復発作性群発頭痛，寛解期がないあるいは1ヵ月未満のものを慢性群発頭痛としている[24, 57]．群発頭痛の8～9割は反復発作性であり，初発は反復発作性群発頭痛で20～40歳，慢性群発頭痛で40歳以降である[24, 57]．

経過観察または薬物治療

軽症の頭痛に対しては，NSAIDsやアセトアミノフェンなどの鎮痛薬が用いられるが，常に薬物乱用頭痛を念頭に置くべきである．

頭痛を訴える患者で多いものは，緊張型頭痛と片頭痛であり[57]，それぞれ細かな分類はあるが，それらを除くと表2-9のように定義される[58, 59]．

表2-9 片頭痛と緊張型頭痛の定義

片頭痛	緊張型頭痛
A）B～Dを満たす頭痛発作が5回以上ある	A）頭痛は30分～7日間持続する
B）頭痛の持続時間は4～72時間	B）頭痛は以下の特徴の少なくとも2項目を満たす
C）頭痛は以下の特徴の少なくとも2項目を満たす　1．片側性　2．拍動性　3．中等度～重度の頭痛　4．日常的な動作により頭痛が増悪する，あるいは頭痛のために日常的な動作を避ける	1．両側性　2．性状は圧迫感または締め付け感（非拍動性）　3．強さは軽度～中等度　4．歩行や階段の昇降のような日常動作により増悪しない
D）頭痛発作中に少なくとも以下の1項目を満たす　1．悪心または嘔吐（あるいはその両方）　2．光過敏および音過敏	C）以下の両方を満たす　1．悪心や嘔吐はない（食欲不振は伴うことがある）　2．光過敏や音過敏はあってもどちらか一方のみ
E）その他の疾患によらない	D）その他の疾患によらない

（文献58，59より）

表2-10 作田の方法

	はい	いいえ
1. 頭痛の直前に光がチカチカ見える	−3	1
2. 頭痛の時，いつも肩こりがある	3	0
3. 頭の後ろ，ぼんのくぼに重い痛み（鈍痛がおこる）	3	−1
4. 頭の右あるいは左だけが痛くなる	−2	2
5. 頭痛とともに吐くことが多い	−2	1
6. 頭痛の間，光がまぶしい	−2	0

+4以上	緊張型頭痛
+3	緊張型頭痛の疑い
+2〜−2	精査を要する頭痛
−3	片頭痛の疑い
−4以下	片頭痛

(文献57より)

表2-11 Smetanaの方法

特徴	LR（+）	LR（−）
悪心	19.2	0.19
光過敏	5.8	0.25
音過敏	5.2	0.38
身体活動によって悪化	3.7	0.24
一側性の頭痛	3.7	0.43
拍動性の頭痛	2.9	0.36
チョコレートが頭痛の誘因になる	7.1	0.70
チーズが頭痛の誘因になる	4.9	0.68

(文献60, 61より)

　この両者を区別するために，作田[57]やSmetana[60, 61]は表2-10, 11の方法を提案している．LR（+）は緊張型頭痛に対する片頭痛の陽性尤度比であり，2であれば片頭痛の可能性が2倍となる．逆に，LR（−）（陰性尤度比）が0.5のもので，その特徴がなければ片頭痛の可能性は半減する．

　このような各頭痛の典型例であればこれらを区別できるが，片頭痛患者がすべて片側性，拍動性の頭痛ではないこと[62]，片頭痛患者の75%で片頭痛発作時に肩こりがみられること[62, 63]，また，緊張型頭痛でも拍動性の頭痛となることがあることや片頭痛と緊張型頭痛の両者が存在することは少なくないこと[64]を考えると，典型例を除き薬剤師がこの両者を明確に区別することは難しいと思われる．片頭痛患者では頭痛薬の慢性服用による症状の慢性化や，薬物乱用の発生[62]の危険性がある．中等度以上の片頭痛の発作早期にはトリプタン製剤が有用である[62, 65〜67]．したがって薬物の効きにくさに起因する薬物乱用の発生[62]を考慮すると，中等度以上の頭痛がある場合には医師の診察・治療が必要であると考えられ，受診勧奨すべきである．

　軽症の片頭痛および緊張型頭痛に対してNSAIDsやアセトアミノフェンなどの鎮痛薬は有用であるが[66〜70]，薬物乱用頭痛を考慮して1ヵ月に15日以上使用しないことを指導し，十分な効果が得られない場合には受診させる必要がある．

参考文献

1) 根来 清：治療, 86：1579-1584, 2004
2) Siberstein SD et al：Neurology, 47：871-875, 1996
3) 慢性頭痛診療ガイドライン. 日本頭痛学会, 2005
4) Young WB：Neurol Clin N Am, 22：173-184, 2004
5) 国際頭痛学会・頭痛分類委員会：日本頭痛学会誌, 31：1-188, 2004
6) Olesen J et al：Cephalalgia, 26：742-746, 2006
7) 濱田潤一：日本臨床, 63：1821-1825, 2005
8) 五十嵐久佳：医学のあゆみ, 215：1051-1054, 2005
9) Limmroth V et al：Neurology, 59：1011-1014, 2002
10) Kowalski RG et al：JAMA, 291：866-869, 2004
11) Edlow JA et al：N Engl J Med, 342：29-36, 2000
12) Adams HP et al：JAMA, 244：794-796, 1980
13) Mayer PL et al：Stroke, 27：1558-1563, 1996
14) Vannemreddy P et al：South Med J, 94：1108-1111, 2001
15) Chan BS et al：Med J Aust, 154：509-511, 1991
16) Kassell NF, et al：Stroke, 16：587-590, 1985
17) Schievink WI et al：Surg Neurol, 29：367-371, 1988
18) Neil-Dwyer G et al：J R Coll Phys Lond, 31：49-52, 1997
19) Fridriksson S et al：Acta Neurol Scand, 103：238-242, 2001
20) 高田俊彦ほか：JIM, 17：22-24, 2007
21) 馬杉綾子ほか：救急医学, 29：1389-1392, 2005
22) めざせ！外来診療の達人. 日本医事新報社, 2006
23) 見逃し症例から学ぶ日常診療のピットフォール. 医学書院, 2003
24) Harrison's Principles of Internal Medicine 16th ed. McGraw-Hill Professional, 2004
25) Moris G et al：Arch Intern Med, 159：1185-1194, 1999
26) 白井丈晶ほか：小児科, 44：1536-1540, 2003
27) 今日の診断指針 第5版. 医学書院, 2002
28) 診療エッセンシャルズ. 日経メディカル, 2004
29) 重大な副作用回避のための服薬指導情報集 4. じほう, 2001
30) 河野真一郎：Clinician, No.403：65-66, 1991
31) 北澤克明ほか：日本薬事新報, No.3813：93-94, 1997
32) 藤沢邦見：臨床と薬物治療, 16：973-977, 1997
33) 平本力：治療, 86：669-673, 2004
34) 平本式皮膚科虎の巻（上巻）. ケアネット, 2005
35) 診療所マニュアル 第2版. 医学書院, 2004
36) 前野哲博ほか：日本総合診療医学会誌, 8：50, 2003
37) Breslau N et. al：Neurology, 54：308-313, 2000
38) 山家邦章ほか：精神経誌, 106：867-876, 2004
39) 朝比奈さくらほか：成人病と生活習慣病, 36：303-307, 2006
40) DSM-IV精神疾患の分類と診断の手引き. 医学書院, 1995
41) Sugahara H et al：Psychiatry Res, 128：305-311, 2004
42) Whooley MA et al：J Gen Intern Med, 12：439-445, 1997
43) 鈴木竜世ほか：精神医学, 45：699-708, 2003
44) 野村総一郎：日本医学会シンポジウム記録集. 45-49, 2005
45) 千田要一ほか：治療, 87：467-471, 2005
46) 尾崎紀夫：日経メディカル, 2005年3月号：132-133, 2005
47) 尾崎紀夫：日本医学会シンポジウム記録集. 61-65, 2005
48) 横山富士男ほか：成人病と生活習慣病, 36：258-261, 2006
49) 藤原修一郎：治療, 87：541-546, 2005
50) Kristo A et al：Pediatrics, 111：e586-589, 2003
51) Puhakka T et al：J Allergy Clin Immunol, 102：403-408, 1998
52) Wald ER et al：Pediatrics, 77：795-800, 1986
53) Wald ER et al：J Pediatrics, 104：297-302, 1984
54) Wald ER et al：Adv Otolaryngol Head Neck Surg, 2：165-188, 1988
55) Ueda et al：Pediatr Infect Dis J, 15：576-579, 1996
56) Garbutt JM et al：Pediatrics, 107：619-625, 2001
57) Primary care note 頭痛. 日本医事新報社, 2004
58) Headache Classification Subcommittee of the International Headache Society：Cephalalgia, 24 (suppl 1)：1-160, 2004
59) 国際頭痛分類第2版. 日本頭痛学会, 2003
60) 聞く技術 答えは患者の中にある（上）. 日経BP社, 2006
61) Smetana GW：Arch Intern Med, 160：2729-2737, 2000
62) Tepper SJ：医薬ジャーナル, 41：1010-1015, 2005
63) Kaniecki RG et al：Neurology, 58：S15-S20, 2002
64) 桑澤二郎：治療, 86：1477-1481, 2004
65) Siberstein SD：Neurology, 55：754-762, 2000
66) 日本神経学会治療ガイドラインAdHoc委員会：臨床神経学, 42：322-362, 2002
67) 間中信也：治療, 86：1559-1564, 2004
68) Codispoti JR et al：Headache, 41：665-679, 2001
69) Kellstein DE, et al：Cephalalgia, 20：233-243, 2000
70) Lipton RB et al：Arch Intern Med, 160：3486-3492, 2000

3 のどが痛い

　のどの痛みの原因は，単純に乾燥によるものから，魚骨やPTPシートの誤飲などの異物によるもの，細菌やウイルス感染などの感染症や腫瘍などさまざまである．重篤な疾患を見逃さないために，熱いジャガイモを含んでいるようなくぐもった声であるか，よだれが飲み込めないほどのどが痛くて，口からよだれが出てしまわないか，口が開けにくくはないか，呼吸が困難な息苦しい状態ではないかを確認する．また，ここ2～4週間で新しい薬が出ていないか，その薬と症状から重大な副作用は疑われないかを考える必要がある．

　2週間以上続く咽頭痛の場合には，安易に一般用医薬品を使用させるべきでなく，また，だみ声やのどの違和感はないか，胸やけなどはないかなど，他の随伴症状を聴取し，必要な場合には受診勧奨する．扁桃の白色の滲出液（白苔）は，伝染性単核症やA群β溶連菌性咽頭炎に共通する所見であるか，通常，観察には舌圧子が必要である．この場合，椅子に座らせた状態で上を向かせ，口腔内を上からのぞき込むことで，舌圧子なしに扁桃を観察することができ，扁桃の状態を確認すべきである．

　急性の咽頭痛に対するNSAIDsおよび桔梗湯の有用性が示されており，これらの使用が推奨される．

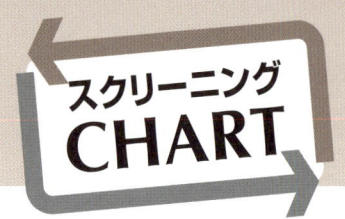

スクリーニングCHART のどが痛い

薬：薬の服用により，現れた症状

■ 主症状のモニタリング

- 2週間以上痛い ……………………………………………………… **1**
- 食後，急に痛くなった ……………………………………………… **2**
- 誤飲などの可能性がある …………………………………………… **2**
- かぜとは明らかに異なる強い痛みである ………………………… **5**

■ 既往歴および治療継続中の疾患の確認

- 糖尿病 ………………………………………………………………… **3**

■ 現在服用している薬剤の確認

- ステロイド薬 ………………………………………………………… **4**
- 表3-1（p.52）の薬剤を使用中 …………………………………… **4**

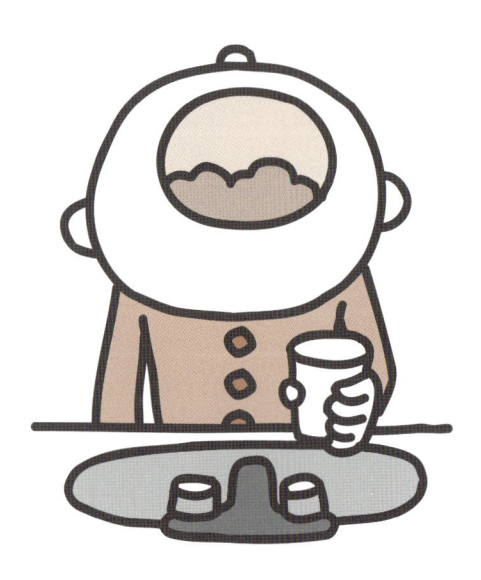

全身症状

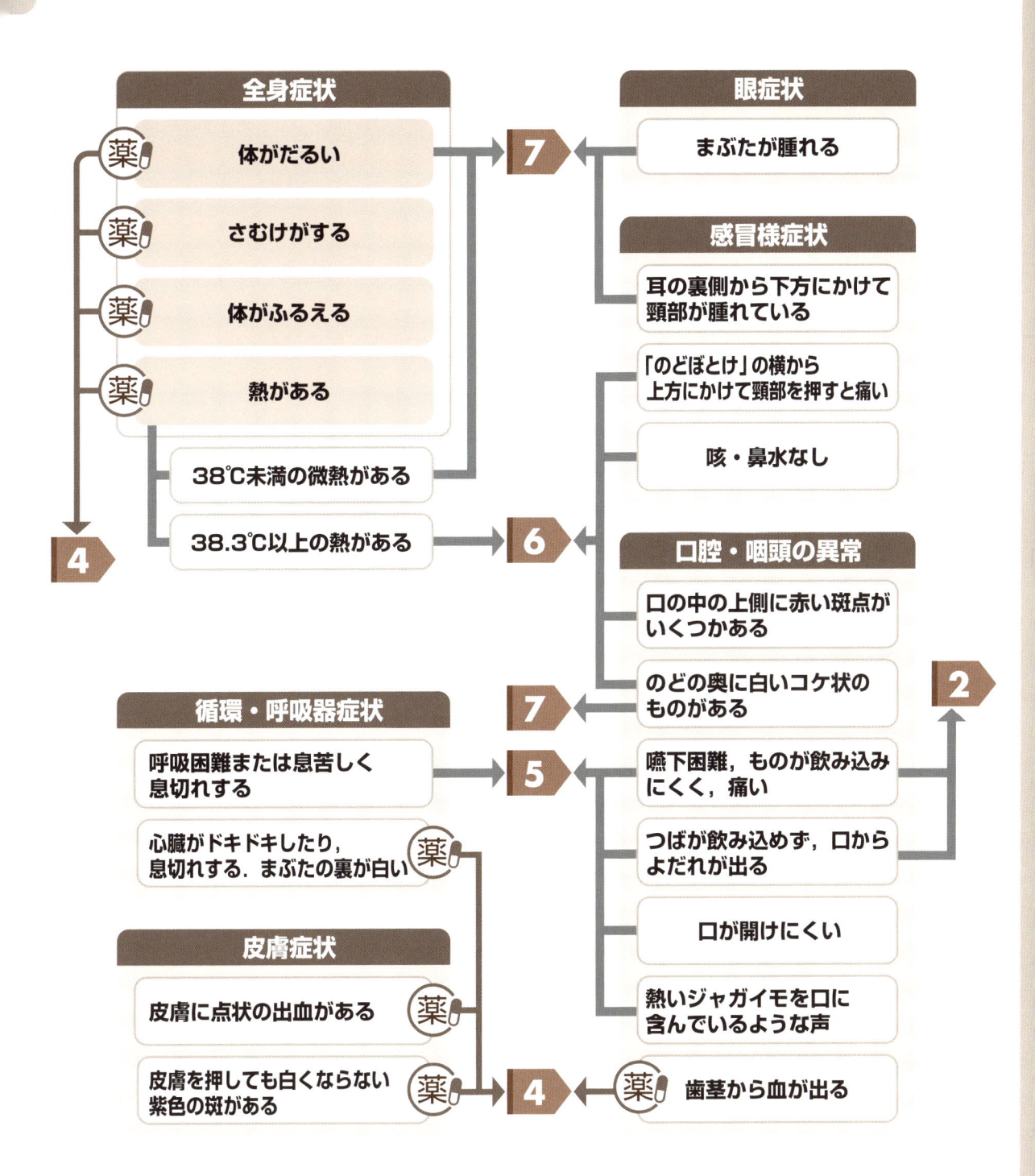

- 💊 体がだるい → **7**
- 💊 さむけがする
- 💊 体がふるえる
- 💊 熱がある
  - 38℃未満の微熱がある → **4**
  - 38.3℃以上の熱がある → **6**

眼症状

- まぶたが腫れる → **7**

感冒様症状

- 耳の裏側から下方にかけて頸部が腫れている
- 「のどぼとけ」の横から上方にかけて頸部を押すと痛い
- 咳・鼻水なし

口腔・咽頭の異常

- 口の中の上側に赤い斑点がいくつかある
- のどの奥に白いコケ状のものがある → **7** / **2**
- 嚥下困難，ものが飲み込みにくく，痛い → **5**
- つばが飲み込めず，口からよだれが出る
- 口が開けにくい
- 熱いジャガイモを口に含んでいるような声
- 💊 歯茎から血が出る → **4**

循環・呼吸器症状

- 呼吸困難または息苦しく息切れする → **5**
- 💊 心臓がドキドキしたり，息切れする．まぶたの裏が白い

皮膚症状

- 💊 皮膚に点状の出血がある
- 💊 皮膚を押しても白くならない紫色の斑がある → **4**

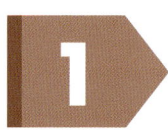

1 悪性腫瘍，胃食道逆流症，扁桃周囲膿瘍，伝染性単核症など

患者情報
- 2週間以上のどが痛い

対応
咽頭痛の持続（いつからのどが痛いか）を聞く．2週間以上経過していたならば，ウイルスおよび細菌感染による咽頭痛を除外できる可能性が高い．また，随伴する症状の有無も聴取することを忘れてはならない．

解説
咽頭痛の原因の多くはウイルスもしくは細菌感染であり，通常2週間以内に消失するといわれている[1〜3]．2週間以上続く慢性の咽頭痛があり，だみ声や喉の違和感を伴う場合には悪性腫瘍[3,4]，胸やけ感，口内が酸っぱくなる感じ，胃酸の逆流感があるような場合には胃食道逆流症[5〜7]，そのほかには扁桃周囲膿瘍（p.52 5），伝染性単核症（p.55 7）などが考えられ，受診勧奨が必要である[2,3]．

2 咽頭異物

患者情報
- 食事後の急な発症や誤飲などの可能性

対応
咽頭部の異物感は，一般的にのどが痛いこととは疼痛度を異にするために，成人では，聴取からおおよそ判断が可能である．しかし，乳幼児など，エピソードがはっきりしないような場合には，口からよだれが出たり，嚥下が困難なため，食べ物をほしがらないなどのエピソードから判断する．

解説
咽頭異物は咽頭痛の原因となるが，通常，異物誤嚥のエピソードがはっきりしており聴取から容易に判断できる[8]．しかし，乳幼児や高齢者ではエピソードがはっきりとわからないこともあり，唾液が飲み込めず口からよだれが出る（流涎），食事をほしがらない，体重減少などがあれば咽頭異物などが疑われる[8]．咽頭異物のおよそ9割は魚骨であり，その他にPTPシートなどがある[9]．咽頭異物は外科的な処置が必要なため[10]，受診勧奨する．

3 糖尿病に伴う感染症

患者情報
- 糖尿病

対応
既往や現病歴として糖尿病を有する患者，または，検診などで血糖値が高いと言われながら，受診していない顧客であれば，感染症に罹患している可能性が高い．この場合，ワンポイントの血糖測定で判断することは望ましくなく，血糖値の変動が激しいことも考慮に入れ，受診することを勧める．

解説
糖尿病は脱水，低栄養，細小血管障害，末梢神経障害，多核白血球の機能障害などにより，感染のリスクが増大する[11]．とくに，血糖コントロールが不良，腎障害や末梢神経障害などの慢性合併症がある，罹患期間が長く痩せ型の患者ではそのリスクが高くなるといわれている[12]．P.14表1-6は糖尿病患者における主要な感染症の種類と症状である[13]．上述のような糖尿病患者がこのような症状を訴えている場合には，感染症が示唆されるため，受診勧奨すべきである．

4 感染症，無顆粒球症，再生不良性貧血

患者情報
- ステロイド薬
- 無顆粒球症を起こす薬
- 再生不良性貧血を起こす薬の服用

対応
3 と同様の対応を行うことが望ましい．

解説
1. ステロイド薬の使用による感染症[14]

    初期症状：発熱，咽頭痛，咳，痰，口内炎，発疹，膿尿，排尿時痛，疲労感．

    発症時期：一般細菌が原因の場合，発症から1ヵ月程度前までの投与量が重要である

    [22.8±27.0mg PSL/日：プレドニゾロン（PSL）換算量].

    真菌やウイルス感染の場合，長期大量投与の影響が大きいといわれている．

2. 感染症以外の咽頭痛をきたす副作用

①無顆粒球症（好中球減少症，顆粒球減少症）[14]

　初期症状：咽頭痛，発熱，全身倦怠感，悪寒，戦慄，口内炎．

　発症時期：数日から数ヵ月．多くは，1，2週間から2，3ヵ月で発症する[15]．

②再生不良性貧血（汎血球減少症も含む）[24]

　初期症状：咽頭痛，発熱，全身倦怠感，筋肉痛，点状出血，紫斑，歯肉出血．貧血症状（動悸，息切れ，蒼白など）は遅れて出現する．

　発症時期：早いもので数日，遅いもので1年以上．

咽頭痛は以下に示す重大な副作用の初期症状として認められる．したがって表3-1に示す薬を服用しているかどうか必ず聴取すべきである．服薬していた場合には，咽頭痛以外の初期症状が発現していないか，あわせて確認する．

5 喉頭蓋炎，扁桃周囲膿瘍，深頸部感染症

患者情報

- 感冒とは明らかに違う強いのどの痛みがある
- 熱いジャガイモを口に含んでいるような声（hot potato voice，含み声）
- ものが飲み込みにくい・痛い（嚥下困難・嚥下痛）
- 唾液が飲み込めず口からよだれが出る（流涎）
- 口が開けにくい（開口障害）
- 呼吸が困難な苦しい状態で息切れする（呼吸困難）

対応

のどが強く痛む場合，鎮痛消炎薬を服用する可能性が高いために，まず顧客に薬剤服用の有無を確認する．喉頭蓋炎，扁桃周囲膿瘍，深頸部感染症を発症していれば，おそらく症状の著しい軽快は望めない．また，ものが飲み込みにくかったり，よだれが出るなどの随伴症状が確認されたならば，迅速な受診勧奨が望まれる．

解説

感冒のときとは異なる強い咽頭痛，熱いジャガイモを口に含んでいるような声（hot potato voice，含み声），嚥下痛・嚥下困難，流涎，呼吸困難は，喉頭蓋炎，扁桃周囲膿瘍，深頸部感染症などの重篤な疾患でみられる症状であり[27〜30]，迅速な対応が必要である．

喉頭蓋は，その名の通り喉頭のフタであり，嚥下時に喉頭を塞ぎ飲食物が気道に入らないようにする機能を担っている[31]．喉頭蓋炎は，気道閉塞を突然生じる可能性がある緊急性の高い疾患

表3-1 初期症状に咽頭痛を生じる重大な副作用とその原因薬剤[16～26]

重大な副作用	代表的薬剤	
感染症	全身作用型ステロイド薬	
無顆粒球症	循環器系に作用する薬剤	プロプラノロール塩酸塩
		ニフェジピン
		プロカインアミド塩酸塩
		アプリンジン塩酸塩
		ジゴキシン
		フロセミド
	甲状腺疾患治療薬	プロピルチオウラシル
		チアマゾール
	炎症・アレルギーに作用する薬剤	インドメタシン
		ジクロフェナクナトリウム
		ナプロキセン
		イブプロフェン
		ペニシラミン
	血液に作用する薬剤	チクロピジン塩酸塩
	病原微生物に対する薬剤	サルファ剤
		βラクタム系抗菌薬
	糖尿病治療薬	スルホニル尿素薬
	痛風治療薬	アロプリノール
	神経系に作用する薬剤	フェニトイン
		カルバマゼピン
		クロミプラミン塩酸塩
	消化器系に作用する薬剤	ラニチジン塩酸塩
再生不良性貧血	病原微生物に対する薬剤	サルファ剤
	循環器系に作用する薬剤	チアジド系利尿薬
		フロセミド
	炎症・アレルギーに作用する薬剤	サリチル酸系解熱薬
		インドメタシン
		ジクロフェナクナトリウム
		ナプロキセン
		ペニシラミン
		ピロキシカム
		金製剤
	神経系に作用する薬剤	カルバマゼピン
	痛風治療薬	アロプリノール
		コルヒチン

(文献16～26より)

（小児では発症から数時間ないし24時間で窒息に至ることがある）であり，症状は咽頭痛から始まり，咽頭痛や嚥下痛が増強し，嚥下困難となる[27～29]．この咽頭痛は，感冒とは明らかに異なるほどの痛みであり，また，嚥下痛は刺すような痛みと表現される[29]．また，嚥下痛のために唾液を飲み込むことができず流涎となる[27～29]．炎症は喉頭蓋に限局するため口咽頭所見は症状と比較して軽症であるが，hot potato voiceや呼吸困難を呈する（小児では呼吸困難が強く，下顎を前に突き出して開口呼吸をしたり，起坐呼吸を行う）[27, 29]．

扁桃周囲膿瘍の多くはA群β溶連菌（ 6 ）といった好気性菌や*Fusobacterium*といった嫌気性菌の感染によるものであり，強い咽頭痛，開口障害，hot potato voice，嚥下痛・嚥下障害などの症状がみられる[27, 30]．片側の扁桃は著しく腫脹し，口蓋垂は対側に偏位する[32]．さらに炎症が波及すると喉頭浮腫をきたし気道狭窄を起こすことがあり，また，膿瘍が拡大すると深頸部膿瘍や縦隔膿瘍に至り致命的になることもある[33]．

深頸部感染症は，通常，他の初期感染病巣からの進展により生じ，死に至る危険性の高い疾患である[27]．顎下あるいは舌下領域，外側咽頭または傍咽頭領域，後咽頭領域に感染が生じ，発熱，開口障害，hot potato voice，嚥下痛・嚥下困難，流涎，呼吸困難などの症状がみられる[27]．

6 A群β溶連菌性咽頭炎

患者情報

- のどの奥に白いコケ状のものがある〔扁桃滲出物（白苔）〕
- 「のどぼとけ」の横から上に進んだ首の付近を押すと痛い（前頸部リンパ節の圧痛）
- 咳・鼻水はない
- 38.3℃以上の熱
- 口の中の上側に赤い斑点がいくつかある（口蓋の点状出血）

対応

のどが痛いと訴える顧客に対して，それに伴う症状も聞くと予想されるが，発熱（38.3℃以上），扁桃滲出物（白苔），咳がないもしくは圧痛を伴う前リンパ節腫脹があればA群β溶連菌性咽頭炎の可能性が高く，受診勧奨が必要．

解説

A群β溶連菌（GABHS：group A beta-hemolytic *Streptococcus*）性咽頭炎はGABHSの咽頭・扁桃感染によるものであり，5～10歳の小児に多く[34]，咽頭炎を有する小児の15～30％，成人の5～15％の原因はGABHSであるといわれている[35]．GABHS性咽頭炎では，頻度は低いもののリウマチ熱や扁桃周囲膿瘍を合併することがある[35]．

発熱（38.3℃以上），扁桃滲出物（白苔），咳がない，圧痛を伴う前リンパ節腫脹が4大症候である[36]（扁桃の白苔は，感度0.36，特異度0.71～0.98，LR（＋）3.4，LR（－）0.72である[37]）．とく

に小児では腹部症状や嘔吐がみられることがある[27, 36]（38℃以上の発熱，咳がない，前頸部リンパ節の圧痛，扁桃の白苔，15歳未満の5項目を各1点，45歳以上をマイナス1点とし，症状の有無で合計したとき，-1もしくは0点，1点，2点，3点，4もしくは5点はそれぞれ尤度比0.05，0.52，0.95，2.5，4.9であると報告されている[38]．したがって，1点未満ではGABHS性咽頭炎の可能性は低く，3点以上ではGABHS性咽頭炎が示唆され，その他症状を考慮して疑われるときには受診勧奨する）．

7 伝染性単核症

患者情報

- 38℃未満の発熱
- 耳の裏側から下に進んだ首の付近が腫れている（後頸部リンパ節腫脹）
- まぶたが腫れる（眼瞼浮腫）
- 体がだるい（倦怠感）

対応

のどの痛みとともに発熱，さらには首やまぶたが腫れるというような症状を呈する場合には，漫然とした一般用医薬品の服用は望ましくなく，受診勧奨すべきである．

解説

伝染性単核症はEpstein-Barrウイルスなどの感染によるものであり，多くは若年成人および乳児にみられる[27, 39]．若年成人ではキス時の唾液を介して，乳児では無症候性成人から乳児への唾液を介して感染する[27]．

伝染性単核症の潜伏期間は約4～6週間であり，発症は緩徐で，発症から受診までの期間が11日程度であると報告されている[27, 40]．37.5℃以上の発熱（感度0.27，特異度0.84，LR（+）1.7，LR（-）0.87[39]）が認められるが，38℃未満がほとんどである[40]．また，頸部リンパ節腫脹（感度0.87，特異度0.58，LR（+）2.1，LR（-）0.22[39]）も認められるが，とくに後頸部リンパ節腫脹（感度0.40，特異度0.87，LR（+）3.1，LR（-）0.69[39]）が伝染性単核症の特徴的所見である[40]．その他の特徴的所見としては，両側性の上眼瞼浮腫[40, 41]，倦怠感（感度0.93，特異度0.23，LR（+）1.2，LR（-）0.30[39]）（これは咽頭痛やリンパ節腫脹の出現前から1～2週間持続する[27]）などがある．また，咽頭炎はGABHS性咽頭炎のように扁桃の白苔を伴うことも多い[27]．

経過観察または薬物治療

　急性の咽頭痛に対するNSAIDsの使用に関するsystematic review（メタアナリシスは行っていない）[42]によると，1日以内の効果をみたときに，プラセボに比べ22～80％（median：51％）咽頭痛を減少させていることから，急性咽頭痛に対してNSAIDsは有用であると考えられる．また，辻ら[43]は，急性上気道感染症による咽頭痛に対する桔梗湯の効果を検討しており，投与4日後の改善率は90％であり，NSAIDsと比べて遜色のない効果を示すと述べている．桔梗湯は，桔梗および甘草からなり，咽・喉頭部の疼痛，腫脹，発赤があり，軽度の発熱，咳嗽，喀痰，嗄声，嚥下困難などが認められるときに使用され，また，発熱，頭痛，肩こりを伴う場合には葛根湯と同時に使用される方剤であり，陰陽虚実をあまり気にしないで使用できる[44,45]．桔梗にはマクロファージの活性を高め排膿を促す作用があり[46]，化膿傾向の少ない甘草湯との使い分けがなされるが[44,45]，セルフメディーケーションでは感染症に対する見逃しをフォローアップするために桔梗湯の使用が望ましいと考えられる．桔梗湯は微温湯に溶かして数回うがいをさせながら服用させるとよい．

参考文献

1) Gwaltney JM et al：JAMA, 202：158-164, 1967
2) Symptoms in the pharmacy：A Guide to the Management of Common Illness, 5th ed. Blackwell Publishing Inc, 2005
3) 聞く技術 答えは患者の中にある（上）．日経BP社, 2006
4) 河田　了：綜合臨床, 55（増刊）：1057-1060, 2006
5) 渡邊雄介：医学のあゆみ, 198：144-146, 2001
6) Carlsson R et al：Scand J Gastroenterol, 33：1023-1029, 1998
7) 下山康之ほか：新薬と臨床, 54：996-999, 2005
8) 佐野光仁：綜合臨床, 56：2756-2757, 2007
9) 佐藤文彦：京都医学会雑誌, 51：53-59, 2004
10) 石塚鉄男：治療, 80：3006-3008, 1998
11) 柴　孝也ほか：Diabetes Frontier, 14：728-731, 2003
12) 宮川高一：診断と治療, 94, 51-56, 2006
13) Joshi N et al：N Engl J Med, 341：1906-1912, 1999
14) 重大な副作用回避のための服薬指導情報集1～4．じほう
15) 薬剤情報ハンドブック．南江堂, 1998
16) Kaufman DW et al：The Drug Etiology of Agranulocytosis and Aplastic Anemia, Oxford University Press Inc, New York, 1991
17) Kaufman DW et al：Eur J Haematol, 57（suppl）：23-30, 1996
18) Rawson NS et al：J Clin Epidemiol, 51：1343-1355, 1998
19) The International Agranulocytosis and Aplastic Anemia Study. JAMA, 256：1749-1757, 1986
20) Shapiro S et al：Am J Trop Med Hyg, 60：573-577, 1999
21) Ibanez L et al：Arch Intern Med, 165：869-874, 2005
22) van Staa TP et al：Am J Hematol, 72：248-254, 2003
23) van der Klauw MM et al：Arch Intern Med, 159：369-374, 1999
24) Kaufman DW et al：Pharmacoepidemiol Drug Saf, 2：S25-S29, 1993
25) Issaragrisil S et al：Blood, 107：1299-1307, 2006
26) Baumelou E et al：Blood, 81：1471-1478, 1993
27) Harrison's Principles of Internal Medicine 16th ed. McGraw-Hill Professional, 2004
28) 川井田政弘：治療, 87（増刊）：1401-1403, 2005
29) 真崎正美：綜合臨床, 51：631-632, 2002
30) Steyer TE：Am Fam Physician, 65：93-96, 2002
31) 福田宏之：綜合臨床, 55（増刊）：666-671, 2006
32) 原渕保明：JOHNS, 11：745-756, 1995
33) 和田匡史ほか：痛みと臨床, 6：367-374, 2006
34) Breese BB：Am J Dis Child, 101：514-517, 1977
35) Vincent MT et al：Am Fam Physician, 69：1465-1470, 2004
36) 見逃し症例から学ぶ日常診療のピットフォール．医学書院, 2003
37) Ebell MH et al：JAMA, 284：2912-2918, 2000

38) McIsaac WJ et al：CMAJ, 163：811-815, 2000
39) Ebell MH et al：Am Fam Physician, 70：1279-1287, 2004
40) 鈴木美穂ほか：総合診療研誌, 2：45-50, 1997
41) 鄭　東孝：JIM, 11：301-303, 2001
42) Thomas M：Br J Gen Pract, 50：817-820, 2000
43) 辻　久茂ほか：基礎と臨床, 19：2885-2889, 1985
44) 症例から学ぶ和漢診療学　第2版．医学書院, 1998
45) 漢方概論．創元社, 1979

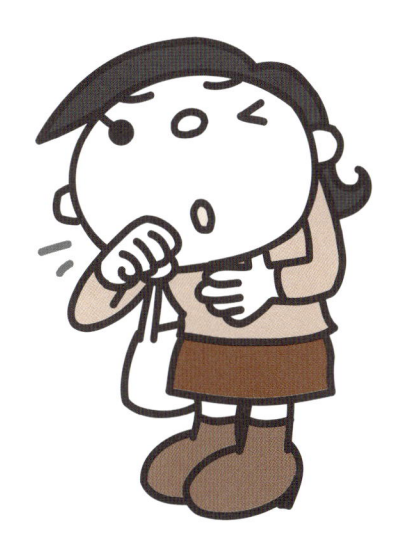

咳が出る

　咳嗽は，誤嚥などといった異物や肺の炎症による痰や滲出液などを排出するための生体の重要な防御反応の1つである．したがって，咳に対して原則として鎮咳薬は使用させるべきでなく，体力の消耗や不眠など体への影響が大きいと考えられるときに使用を考える．

　まずは，咳嗽が3週間以上続いていないか，呼吸困難や喘鳴はないか，咳嗽に関連する薬歴や病歴はないかを聴取し，さらには，発熱，胸やけ，頭痛，喀痰の有無などの咳嗽に随伴する他の症状についても確認する．

　咳嗽は，喀痰を伴う湿性咳嗽と伴わない乾性咳嗽に分類される．どちらのタイプの咳嗽に対しても一般用医薬品の鎮咳薬が有用性を示すエビデンスは十分確立されたものではないが，乾性で咳嗽がQOL（quality of life）を大きく低下させていると考えられる場合にはデキストロメトルファンを使用する．ただし，咳嗽が強く，喘鳴や呼吸困難があるときには一般用医薬品での対応が困難であることを念頭に置く必要がある．一方，湿性の咳嗽に対してデキストロメトルファンやリン酸コデインなどの鎮咳薬は使用してはならない．この場合には，痰の排出を促進する目的でブロムヘキシンなどの去痰薬を使用する．また，抗ヒスタミン薬は痰の粘度を増大させるので使用してはならない．

スクリーニング CHART　咳が出る

■ 主症状のモニタリング
- 3週間以上，咳が続いている ── **1**
- 寝ているときに咳が出る ── **6**
- これまでに咳のある時期とない時期がくり返し起きている ── **5**

■ 現在服用している薬剤の確認
- P.63の薬剤を使用中 ── **3**

■ 既往歴および治療継続中の疾患の確認

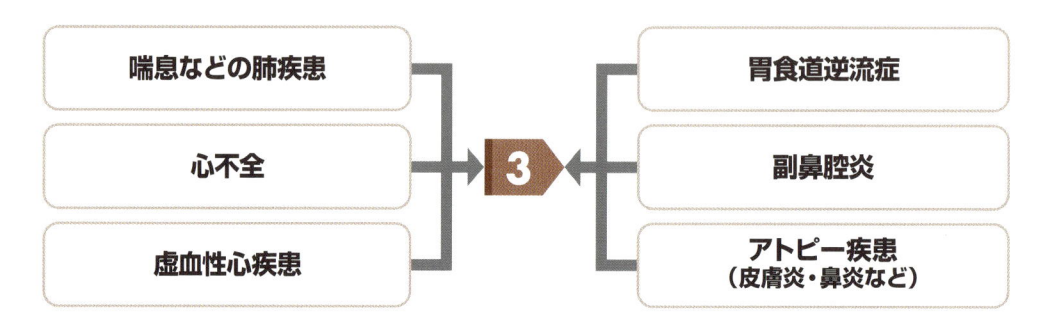

喘息などの肺疾患	胃食道逆流症
心不全	副鼻腔炎
虚血性心疾患	アトピー疾患（皮膚炎・鼻炎など）

→ **3**

■ 咳以外の症状の確認

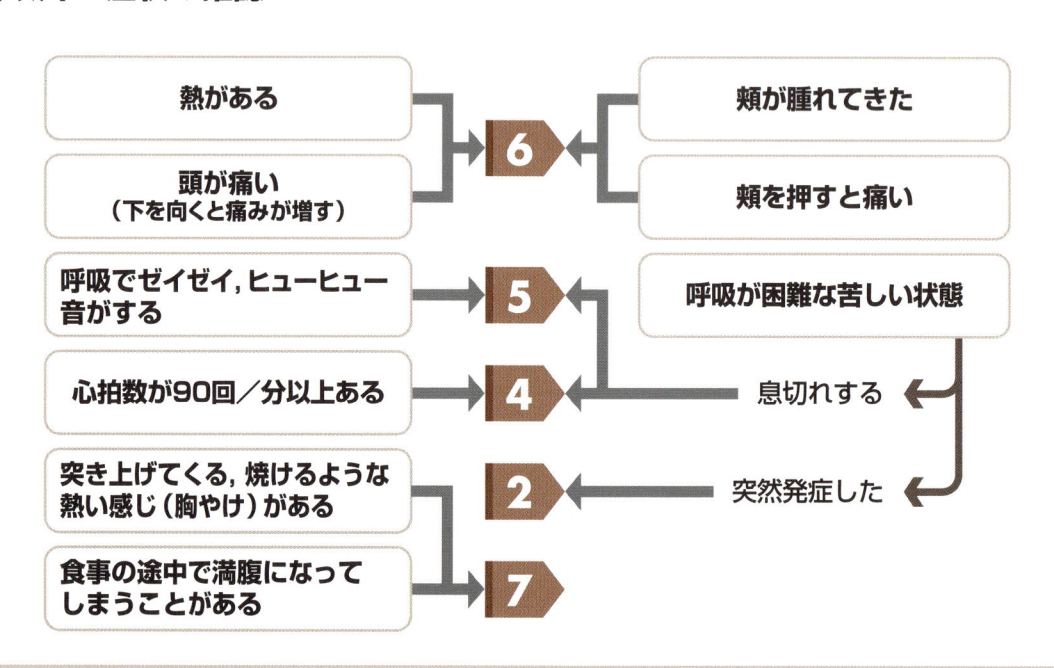

- 熱がある
- 頭が痛い（下を向くと痛みが増す）
- 頬が腫れてきた
- 頬を押すと痛い

→ **6**

- 呼吸でゼイゼイ，ヒューヒュー音がする → **5**
- 呼吸が困難な苦しい状態
- 心拍数が90回／分以上ある → **4**
- 息切れする
- 突き上げてくる，焼けるような熱い感じ（胸やけ）がある → **2**
- 突然発症した
- 食事の途中で満腹になってしまうことがある → **7**

1 感染症，副鼻腔気管支症候群，咳喘息および喘息，アトピー性咳嗽，後鼻漏症候群，胃食道逆流症

患者情報
- 3週間以上続く咳

対応

咳は，ウイルス，細菌による感染症で増悪することが多いが，一定の期間を経て沈静化する．咳が発生してから3週間持続しているようならば，受診勧奨が必要である．

解説 咳嗽は持続期間によって，急性（3週間以内），遷延性（3〜8週間），慢性（8週間以上）に分類される[1, 2]．急性咳嗽はウイルス性上気道感染症がもっとも多く[1]，この原因微生物としてはライノウイルスが約30〜40%，コロナウイルスが約10〜20%程度であるといわれている[3]．ライノウイルス感染症では，鼻漏・鼻閉，くしゃみ，咳嗽，発熱などの症状が現れ，熱やくしゃみは1週間程度で消失するが，咳嗽や鼻漏・鼻閉の消失は遅く，およそ2週間程度を要する[4]．発症から14日目の上気道炎患者のおよそ25%に咳嗽，後鼻漏，咳払い（throat clearing）があるといわれている[5]．

一方，3週間以上続く咳嗽の原因としては，感染症，副鼻腔気管支症候群，咳喘息および喘息，アトピー性咳嗽，後鼻漏症候群，胃食道逆流症などがあり精査が必要である[1, 6, 7]．したがって，3週間以上の遷延性および慢性の咳嗽の場合には受診勧奨すべきである．

しかし，3週間以内の急性の咳嗽であっても遷延性および慢性咳嗽の初期をみている可能性があるため[1, 6, 8]，遷延性および慢性咳嗽を常に念頭に置かなければならない．

2 誤嚥，気道異物の可能性

患者情報
- 呼吸が困難な苦しい状態が突然発症した

対応

呼吸が困難な症状を随伴した咳の場合は，鎮咳薬では対処できず，受診勧奨が必要である．

解説 突然発症した咳嗽の場合には,誤嚥や気道異物の可能性を考える必要がある[1,8,9]. 異物の誤嚥では,突然発症の呼吸困難,咳嗽,喘鳴がみられ[10],意識状態の悪化や嚥下障害,嘔吐後などでみられる[1]. また,嚥下反射と咳反射の低下のある場合には,少量の分泌物や胃液を気道内に吸入し嚥下性肺炎となることがある[1].

表4-1は誤嚥を惹起しやすい状態や基礎疾患であり[1,11],これに該当し,突然の呼吸困難,咳嗽,喘鳴が生じた場合には誤嚥の可能性を強く示唆する.

表4-1 誤嚥を惹起しやすい状態と基礎疾患

1. くり返し肺炎を起こす	10. 以下の診断名や治療を受けたことがある
2. 気管内挿入を受けたことがある	●パーキンソン症候群
3. 重症の呼吸器疾患を有している	●脳血管障害
4. ガラガラ声である	●運動ニューロン疾患
5. 食物の嚥下前,中,後にむせや咳がある	●重症筋無力症
6. 痰があっても喀出できない	●脊椎前方固定術
7. 嚥下動作回数が少ない(空嚥下の回数が1回/5分以下)	●ギラン・バレー症候群
8. 呼吸器疾患がないのに喀痰がある.または喀痰量が多い	●咽頭外傷
	●喉頭部切除術
9. 食事中あるいは食事直後に以下の変化が見られる	●口腔内切除
●呼吸数が増加	
●喀痰量の増加	
●声質の変化	
●分割嚥下(1回量を複数回に分けて嚥下する)	
●嚥下時の喉頭挙上量の低下	
●咳払いをする	
●咳,むせがみられる	
●食事による顕著な疲労	

(文献1,11より)

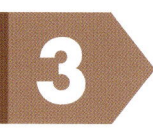

3 疾患および薬剤による咳嗽,薬剤性肺障害

患者情報
● 咳嗽を引き起こす疾患
● 咳嗽を引き起こす薬剤

対応
薬剤服用後に咳が持続することがある.また,肺障害を呈する可能性がある薬剤もあり,顧客に服用薬剤の有無を確認することが重要である.

解説 喘息などの肺疾患，心不全や虚血性心疾患，胃食道逆流症，副鼻腔炎，アトピー疾患（皮膚炎や鼻炎など）などの疾患は咳嗽と関連するため，これらの病歴を必ず聴取する[1, 9, 12, 13]．

また，アンジオテンシン変換酵素阻害薬（ACE-Ⅰ）による咳嗽は非常に有名な副作用であるが，ACE-Ⅰを服用している患者の5～35%に副作用として乾性咳嗽が認められると報告されている[14, 15]．これは，服用開始から数週間後に発症することが多いといわれており[1]，ACE-Ⅰによる乾性咳嗽の経験のある患者群に対する検討では，再投与後19日（median, range [17-20 d]）で乾性咳嗽が出現し，投与中止から26日（median, range [24-27.5 d]）で症状が消失した[16]．したがって，咳嗽を訴える場合には，ACE-Ⅰを服用したことがあるか，また，ここ20日間にACE-Ⅰを服用していないかを確認すべきである．しかし，ACE-Ⅰの多くは腎排泄によって消失するため，加齢などにより腎機能が低下した場合には，上述した服薬からの発現期間に大きく影響を与えることに注意すべきである．

また，薬剤性肺障害にも十分確認する必要がある．

● 薬剤性肺障害
　初期症状：息切れ，呼吸困難，咳嗽（乾性のことが多い），発熱[17～20]．
　発症時期：発症までの期間の平均は，消炎鎮痛薬や抗菌薬では1～2週間，漢方薬やインターフェロンでは約2ヵ月，抗結核薬では3ヵ月，金製剤では5～6ヵ月，ペプロマイシンやメトトレキサートでは1～2ヵ月，シクロホスファミドでは1年，ブスルファンでは2年程度である（発症時期のバラツキが大きいので留意が必要）[19]．
　肺障害を引き起こす代表的な薬物[20, 21]：
　　　シクロホスファミド，ブシラミン，メトトレキサート，マイトマイシンC，ブレオマイシン，ビンブラスチン，エトポシド，ゲフィチニブ，インターフェロン，金製剤，小柴胡湯，抗菌薬，抗結核薬，NSAIDs

4　肺塞栓症，うっ血性心不全，肺炎

患者情報
- 心拍数が1分間に90回以上ある
- 呼吸が困難な苦しい状態で息切れする（呼吸困難）

対応
呼吸困難を呈する咳は，肺に病変がある可能性が高く受診勧奨が必要である．

解説 咳嗽の随伴症状として，呼吸困難や心拍数が90回／min以上ある場合，肺塞栓症，うっ血性心不全，肺炎について確認すべきである．それぞれには，その他にも特徴的な症状があり，疑われるときには受診勧奨が必要である．

1. 肺塞栓症

肺塞栓症は，静脈系で形成または混入した塞栓子が肺動脈を閉塞する疾患である[9]．高橋らの研究[22]によると，93％で呼吸困難，50％で胸痛，36％で冷や汗，33％でショック，17％で咳嗽が認められることが報告されている．

肺塞栓症に対する「心拍数90／min以上」の所見は，感度81％，特異度55％，陽性尤度比（LR（＋））1.8，陰性尤度比（LR（－））0.03であり[23]，心拍数が1分間に90回より少なく，呼吸困難がみられない場合には肺塞栓症の可能性は低いことが示唆される．

2. うっ血性心不全

うっ血性心不全は，心不全により肺などの臓器にうっ血性循環障害が起こった状態であり[24]，高齢であるほど有病率が高くなる（25～54歳：1.1％，55～64歳：3.7％，65～74歳：4.5％）[25]．労作性呼吸困難，夜間咳嗽，四肢の浮腫がみられ[2, 26]，呼吸困難は症状が進むにつれ，肺毛細管静水圧（肺毛細血管内面に作用する水圧）が上昇するために安静時（就寝時）でも出現するようになるが，これは坐位で軽減する（起坐呼吸）[2]．この起坐呼吸の心不全に対する感度は97％，特異度64％，LR（＋）2.7，LR（－）0.04であり[23]，有用な所見である．また，心拍数が100／min以上のとき感度は6％と低いが，特異度は99％と高く，LR（＋）は5.5である[23]．さらに，心筋梗塞の既往のLR（＋）は4.1であることから[25]，高齢者で心筋梗塞の既往があり，呼吸困難や起坐呼吸がみられる場合にはうっ血性心不全の可能性が高いと考えられる．

3. 肺炎

肺炎にはウイルス性と細菌性があり，発熱，咳（喀痰を伴わないもの，あるいは膿性痰や赤褐色の痰を伴うもの），胸膜痛（吸気時に増悪する傾向がある[10]），呼吸困難，喘鳴がみられる[2, 9]．また，全身倦怠感，咽頭痛，悪心・嘔吐などもみられることがある[2]．P.61 **2** のような誤嚥をきたしやすい患者では細菌性肺炎のリスクが高い[9]．肺炎に対する「体温37.8℃以上」の感度は27～69％，特異度49～94％，LR（＋）2.2，LR（－）0.7，「呼吸回数28／min以上」は感度36％，特異度82％，LR（＋）2.0，LR（－）0.8，「心拍数100／min以上」は感度17～65％，特異度60～92％，LR（＋）1.6，LR（－）0.7であり[23]，これらがすべて認められる患者が肺炎である可能性（オッズ）は，これらのパラメーターがすべて異常ない患者と比べておよそ7倍高くなる．

5 喘息

患者情報
- これまでに咳のある時期とない時期がくり返し起きている
- 呼吸が困難な苦しい状態で息切れする（呼吸困難）
- 呼吸でゼイゼイ，ヒューヒュー音がする（喘鳴）

対応

息苦しい，呼吸時にゼイゼイと音がする咳を伴う場合，喘息である可能性が高い．喘息は，鎮咳薬だけでは症状が軽減せず，気管支拡張作用や抗アレルギー作用を有する薬剤の服用が妥当である可能性が高い．

解説　喘息は発作性の疾患であり，急性増悪期と症状のない間欠期とをくり返す[2]．臨床症状は，呼吸困難，咳嗽，喘鳴の3主徴からなり，症状は夜間から早朝にかけて悪化することが多く，就寝中に覚醒することがある[2, 9]．また，喘息は遺伝的背景が大きく関与しているといわれているが[27]，2親等以内に家族歴のある喘息患者はおよそ40〜50％であり[28, 29]，補助的な所見として聴取すべきである．

　一般用医薬品の総合感冒薬や鎮咳薬のほとんどにはコデインリン酸塩およびジヒドロコデインリン酸塩が含まれているが，気道分泌の抑制などにより喘息発作を増悪させるため禁忌であり，喘息の有無を考慮せずに安易に使用することは絶対に行ってはならない（p.68【経過観察または薬物治療】参照）．

6 副鼻腔炎

患者情報
- 寝ているときに咳が出る（就寝時咳嗽）
- 熱がある（発熱）
- 頭が痛い（下を向くと痛みが増す）（頭痛）
- 頬が腫れてきた（頬部腫脹）
- 頬を押すと痛い（頬部痛）

対応

咳とともに頭痛や頬部痛を伴う場合において，感冒薬や抗ヒスタミン薬を服用してもその症状の軽減に関与していないと考えられるとき，受診勧奨が必要である．

解説 副鼻腔炎は，ウイルス性上気道炎（感冒）や上顎の抜歯などが誘因となるが，ほとんどは感冒に続発し，感冒症状に続いて頭痛を訴える場合にはまず本症が疑われる[30]．また，抗ヒスタミン薬は粘膜を乾燥させ副鼻腔開口部を閉塞させるため，これを含む総合感冒薬などを服用して症状が悪化したかを確認する[30]．

多くはウイルス性であり自然治癒するが[31,32]，細菌性副鼻腔炎は感冒患者の0.2〜2％が合併するといわれている[2]．ウイルス性と細菌性を症状のみで判断することは難しいが，Waldらは，感冒症状が10〜30日間持続する患者では80％に副鼻腔炎の所見がみられ，そのうちのおよそ70％の患者から細菌が検出されたことから[33,34]，症状の持続期間10〜14日を基準として鑑別を行う10 day-markを提案した[35,36]．しかし，この基準のみで選択した患者を対象とした研究[37]では，プラセボ群と抗菌薬投与群で改善率に有意差は認められなかった．したがって，10 day-markのみでの判断は不十分であり，頭痛や頬部の圧痛・腫脹といった症状が認められる場合に受診勧奨する．

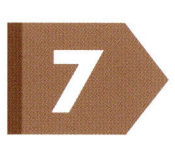

7 胃食道逆流症
(GERD：gastroesophageal reflux disease)

患者情報
- 突き上げてくる，焼けるような熱い感じ（胸やけ）がある
- 食事の途中で満腹になってしまうことがある

対応
胸やけ，げっぷにより咽頭に不快を生じたり，咳を発生してしまう場合，消化管に疾患が生じている可能性が高いために受診勧奨が必要である．

解説 GERDは胃食道逆流による身体的合併症（喘息などの呼吸器合併症など）や，逆流関連症状（胸やけなど）により健康的な生活を障害する疾患である．これは咳嗽の原因の1つであり，その機序としては，①喉頭など上気道の咳受容体の刺激，②逆流した胃内容物の吸引による下気道の咳受容体の刺激，③食道遠位側に存在する食道−気管気管支−咳嗽反射弓の刺激などが考えられている[1,6,12]．薬剤（Ca拮抗薬，テオフィリン），食事，アルコール摂取，喫煙などは下部食道括約筋の弛緩をきたしてGERDを悪化させる要因であるといわれている[12,38,39]．

問診によるGERDの診断法としてQUEST（questionnaire for the diagnosis of reflux disease）（表4-2）[40]およびFSSG（frequency scale for the symptoms of GERD）（表4-3）[41]が考案されている．QUESTカットオフ値4点では感度58〜81％，特異度46〜78％，QUESTカットオフ値6点では感度44〜65％，特異度57〜88％であり，FSSGカットオフ値8点で感度62％，特異度59％，FSSGカットオフ値10点で感度55％，特異度69％である[41,42]．咳嗽があり，GERDに関連する症

状（胸やけ感，口内が酸っぱくなる感じ，逆流感など）がある場合に，これらの問診票を利用してみるのも良いと思われる．

表4-2 QUEST（カッコ内はスコア）

次の症状の中で，あなたの胃または胸の不快感に最も近いものはどれですか？
　□胃または胸の下あたりから首筋に向かって上がってくる灼熱感（5）
　□吐き気または気分の悪さ（0）
　□ものを飲み込むと，胸の中央部が痛む（2）
　□その他（症状を具体的に書いてください）（0）

次の項目で，あなたの不快感が起こる時期に最も近いものはどれですか？
　□いつも不快で，食事によって良くも悪くもならない（−2）
　□食後2時間以内に起こることが多い（3）
　□食事に関係なく，いつも日中または夜間の決まった時間帯に起こる（0）

次のことがらが起こった後，あなたの不快感はどうなりますか？
　いつもより多く食べ過ぎた　□悪くなる（1）　□良くなる（−1）　□変わらない／分からない（0）
　脂肪分の多い食事　　　　　□悪くなる（1）　□良くなる（−1）　□変わらない／分からない（0）
　香辛料のきいた食事　　　　□悪くなる（1）　□良くなる（−1）　□変わらない／分からない（0）

次の項目の中で，あなたの不快感に対して胃薬を服用したときに起こることで最も近いものはどれですか？
　□効果なし（0）
　□15分以内に症状が良くなる（3）
　□15分以降に症状が良くなる（0）
　□あてはまらない（消化剤は服用していない）（0）

あなたの不快感は，横になったり，前かがみになるとどうなりますか？
　□変わらない（0）
　□さらに悪くなる（1）
　□楽になる（−1）
　□分からない／あてはまらない（0）

あなたの不快感は，物を持ち上げたり，引っ張ったり，あるいは呼吸が激しくなったときにどうなりますか？
　□変わらない（0）
　□さらに悪くなる（1）
　□楽になる（−1）
　□分からない／あてはまらない（0）

食べ物や酸っぱい液体がのどや口にもどってきたとき，あなたの不快感はどうなりますか？
　□変わらない（0）
　□さらに悪くなる（2）
　□楽になる（0）
　□分からない／あてはまらない（0）

（文献40，42より）

表4-3 FSSG

	ない 0	まれに 1	ときどき 2	しばしば 3	いつも 4
1) 胸やけがしますか？					
2) おなかがはることがありますか？					
3) 食事をした後に胃が重苦しい（もたれる）ことがありますか？					
4) 思わず手のひらで胸をこすってしまうことがありますか？					
5) 食べたあと気持ちが悪くなることがありますか？					
6) 食後に胸やけが起こりますか？					
7) 喉（のど）の違和感（ヒリヒリなど）がありますか？					
8) 食事の途中で満腹になってしまいますか？					
9) ものを飲み込むと，つかえることがありますか？					
10) 苦い水（胃酸）が上がってくることがありますか？					
11) ゲップがよくでますか？					
12) 前かがみをすると胸やけがしますか？					

（文献41より）

経過観察または薬物治療

　咳嗽は，生体に侵入した異物を外部へ排出しようとする重要な生体防御反応の1つであり[6]，薬物による安易な鎮咳は避けるべきであるが[43]，患者のquality of life（QOL）に与える影響が大きいため，咳嗽の原因疾患や咳嗽の重症度などを考慮した上で薬物の使用を考えるべきである．残念なことに，感冒などを含めた急性上気道炎の咳嗽に対する一般用医薬品の有効性に関するエビデンスは，cochrane collaboration CD001831[44]で"weak"，米国胸部内科学会ガイドライン[45]で第1世代抗ヒスタミン薬と充血除去薬の合剤を除いては"grade of recommendation, D（negative）"と

いったように，十分確立されたものではない．

　中枢性麻薬性鎮咳薬であるコデインリン酸塩やジヒドロコデインリン酸塩は，多くの一般用医薬品に含まれている薬物であるが，2つの randomised controlled trial（RCT）の両者においてコデインの急性咳嗽に対する効果はプラセボと比べて有意な差は得られておらず，十分なエビデンスは確立されていない[44,46,47]．また，中枢性非麻薬性鎮咳薬のデキストロメトルファンは，3つのRCTのうち2つ[48,49]でプラセボより有意に咳嗽を抑制したが，残りの1つ[50]では有用性が認められなかった[44]．痰のある湿性咳嗽への中枢性鎮咳薬の使用は，痰の貯留による換気分布や肺胞換気が障害され感染に対する防御能が失われるため，感染症を増悪させる可能性があり[2]，日本呼吸器学会のガイドライン[1]では湿性咳嗽への使用は禁忌としており，患者のQOLを著しく低下させる咳嗽のみに原則として使用すべきであるとしている．さらに，コデインリン塩酸やジヒドロコデインリン塩酸は気管支腺分泌の低下による粘稠度の増加および気管支平滑筋の収縮作用により喘息による咳嗽を増悪させるため禁忌である．したがって，痰のある急性咳嗽に対する中枢性鎮咳薬含有の一般用医薬品の使用は安易に行うべきではない．

　ブロムヘキシンを用いたRCTで有用性が報告されていることから[44,51]，湿性咳嗽に対しては去痰薬の使用を考える．また，粘稠な痰の場合には麦門冬湯，水様の痰では小青竜湯の使用も考える．麦門冬湯は，粘稠な痰，顔面紅潮，咽頭部の乾燥感，皮膚乾燥のある咳嗽に用い，かぜ症候群後咳嗽への有用性が報告されており[52]，気管支炎などにも使用される．小青竜湯は，水様の痰と鼻汁のある咳嗽に用いられ，気管支炎[53]やアレルギー性鼻炎[54]への有用性が報告されており，感冒などにも使用される．

参考文献

1) 咳嗽に関するガイドライン．日本呼吸器学会, 2005
2) Harrison's Principles of Internal Medicine 16th ed. McGraw-Hill Professional, 2004
3) Respiratory Infections in the Elderly. Raven Press, 1991
4) Gwaltney JM Jr et al：JAMA, 202：494-500, 1967
5) Pratter MR：Chest, 129：72S-74S, 2006
6) Irwin RS et al：Chest, 114：133S-181S, 1998
7) Lawler WR：Am Fam Physician, 58：2015-2022, 1998
8) 救急外来診療で役立つ症候からの鑑別診断の進めかた．羊土社, 2003
9) 今日の診断指針 第5版．医学書院, 2002
10) 診療エッセンシャルズ．日経メディカル, 2004
11) Evaluation and treatment of swallowing disorders 2nd ed. 医歯薬出版, 2000
12) 酒井達也：JIM, 13：1030-1033, 2003
13) 江崎宏典：JIM, 13：1028-1029, 2003
14) Israili ZH et al：Ann Intern Med, 117：234-242, 1992
15) Ravid D et al：J Clin Pharmacol, 34：1116-1120, 1994
16) Lacourciere Y et al：J Hypertens, 12：1387-1393, 1994
17) 峠岡康幸ほか：日医雑誌, 134：2131-2134, 2006
18) 齊藤雄二：臨床と研究, 82：1979-1982, 2005
19) 近藤有好：結核, 74：33-41, 1999
20) 薬剤性肺障害の評価，治療についてのガイドライン．メディカルレビュー社, 2006
21) 伊藤善規ほか：日薬理誌, 127：425-432, 2006
22) 高橋徹ほか：綜合臨床, 51：262-266, 2002
23) Evidence-based physical diagnosis. WB Saunders, 2001
24) 新臨床内科学 第8版．医学書院, 2002
25) Evidence-based acute medicine. Churchill Livingstone, 2002
26) Ho KK et al：Circulation, 88：197-115, 1993
27) 鈴木洋一：アレルギー・免疫, 11：520-527, 2004
28) 西牟田敏之ほか：小児科, 42：1062-1069, 2001
29) 古井秀彦：Prog Med, 21：1529-1533, 2001
30) 見逃し症例から学ぶ日常診療のピットフォール．医学書院, 2003
31) Kristo A et al：Pediatrics, 111：e586-589, 2003
32) Puhakka T et al：J Allergy Clin Immunol, 102：403-

408, 1998
33) Wald ER et al：Pediatrics, 77：795-800, 1986
34) Wald ER et al：J Pediatrics, 104：297-302, 1984
35) Wald ER et al：Adv Otolaryngol Head Neck Surg, 2：165-188, 1988
36) Ueda et al：Pediatr Infect Dis J, 15：576-579, 1996
37) Garbutt JM et al：Pediatrics, 107：619-625, 2001
38) 新実彰男：呼と循, 53：567-574, 2005
39) Ing AJ：Pulm Pharmacol Ther, 17：403-413, 2004
40) Carlsson R et al：Scand J Gastroenterol, 33：1023-1029, 1998
41) 下山康之ほか：新薬と臨床, 54：996-999, 2005
42) 吉田智治ほか：日本臨床, 62：1455-1458, 2004
43) これだけは知っておきたいDon't & Do．新興医学出版社, 2004
44) Schroeder K et al：Cochrane Database Syst Rev, CD001831, 2004
45) Irwin RS et al：Chest, 129：1S-23S, 2006
46) Eccles R et al：J Clin Pharm Ther, 17：175-180, 1992
47) Freestone C et al：J Pharm Pharmacol, 49：1045-1049, 1997
48) Parvez L et al：Pulm Pharmacol, 9：299-308, 1996
49) Pavesi L et al：Chest, 120：1121-1128, 2001
50) Lee PCL et al：J Pharm Pharmacol, 52：1137-1142, 2000
51) Nesswetha W：Arzneimittelforschung, 17：1324-1326, 1967
52) 藤森勝也ほか：日東医誌, 51：725-732, 2001
53) 宮本昭正ほか：臨床医薬, 17：1189-1214, 2001
54) 馬場駿吉ほか：耳鼻臨床, 88：389-405, 1995

鼻水が出る・鼻がつまる

　鼻水・鼻づまりは，多くの場合，感冒や花粉症などのアレルギー性反応によるものである．通常，感冒は咽頭痛もしくは鼻水から始まることが多く，鼻汁は水のような粘性の低いサラサラな状態であるが，次第に粘性が増し，鼻づまりに至る．一方，アレルギー性鼻炎は，ハウスダストやスギなどに対する抗原抗体反応によるものであり，ハウスダストでは1年を通じて症状を示す（通年性）ことが多く，また，地域によって異なるが，おおよそ2〜3月にスギ，3〜4月にヒノキ，5〜8月にイネ，9月頃にブタクサの花粉による季節性の鼻炎が生じる．

　まずは，症状が慢性であるのかを聴取し，通年性アレルギー性鼻炎や慢性副鼻腔炎などを確認する．注意すべきは，慢性的な鼻炎を有する顧客が，速効性と一時的なキレ味の良い効果から血管収縮薬を含有する点鼻剤を乱用するケースが非常に多いことであり，薬剤乱用による弊害について十分指導することを考慮する．

　また，妊娠の有無，経口避妊薬やエストロゲン製剤の服用，甲状腺疾患などのホルモン性鼻炎についても確認が必要である．鼻閉が強く，これが片側でのみ生じ，出血や痛みを伴う場合には腫瘍が疑われるといったように，随伴症状などについて細かな聴取が必要である．

　急性の鼻炎症状に対して抗コリン薬などが利用できるが，薬剤に対する感受性が治療効果に大きな影響を与えることから，眠気や口渇，便秘の起こしやすさについて聴取し，患者の体質や症状の重症度に合わせた治療が必要である．

スクリーニングCHART　鼻水が出る, 鼻がつまる

■ **妊娠の有無**
　└→ 妊娠2～5ヵ月以降である ……………………………………………………… **1**

■ **主症状のモニタリング**
　├→ 1年中ほとんど鼻炎症状がある ………………………………………… **3**　**5**
　├→ 片側の鼻がつまる ……………………………………………………………… **4**
　└→ 片側から鼻血が出る …………………………………………………………… **4**

■ **現在服用している薬剤の確認**
　├→ エストロゲン製剤, 経口避妊薬 ………………………………………………… **1**
　└→ 点鼻薬（日常的に）あるいは表5-1（p.74）の薬剤を使用 ……………… **2**

■ **既往歴および治療継続中の疾患の確認**
　└→ 甲状腺の病気にかかった, もしくはかかったことがある ………………… **1**

■ **鼻水, 鼻づまり以外の症状の確認**

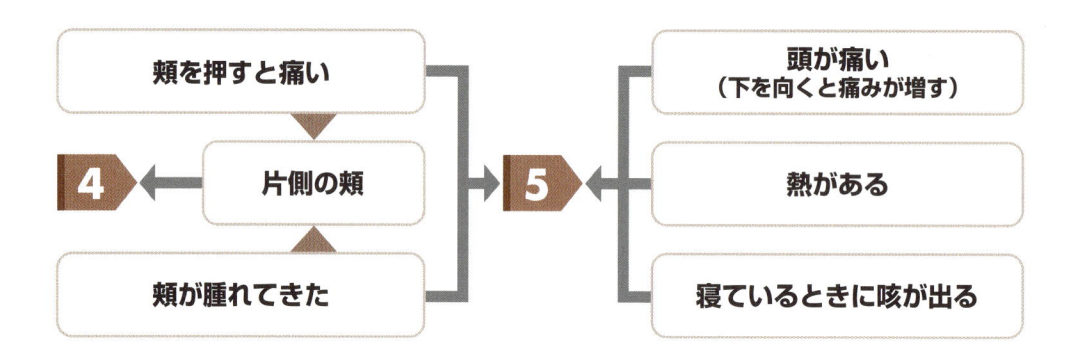

頬を押すと痛い		頭が痛い（下を向くと痛みが増す）
片側の頬 → **4**	**5** ←	熱がある
頬が腫れてきた		寝ているときに咳が出る

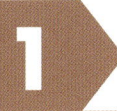

1 ホルモンに起因した鼻炎

患者情報
- 妊娠2～5ヵ月以降
- 甲状腺の病気
- 経口避妊薬，エストロゲン製剤の使用

対応
ホルモンに起因した鼻炎は，判断が困難である場合が多いことを認識する．したがって，聴取を慎重に行い，漫然とした点鼻薬の使用の現状があるならば，受診勧奨する．

解説
鼻炎の原因の1つとして，妊娠，経口避妊薬，エストロゲン製剤，甲状腺機能低下症などといったホルモン性の要因がある[1～3]．

妊娠2～5ヵ月以降から鼻炎が出現または悪化することがあり，これは妊娠性鼻炎と呼ばれている．妊娠中に増大するエストロゲンやプロゲステロンといった女性ホルモンは自律神経系の受容体発現数を副交感神経優位へと変化させ，さらに，ヒスタミンH_1受容体の発現数を増加させること[4,5]や，胎盤性成長ホルモンが妊娠性鼻炎症例で有意に高く，これによる上気道粘膜の肥厚化[6]が妊娠性鼻炎の原因として考えられている．経口避妊薬やエストロゲン製剤についても同様の反応が生じているものと思われる．

また，甲状腺機能低下症はホルモンに起因した鼻炎の原因になるといわれているが[1～3]，頻度は不明であり，甲状腺ホルモンの関わりについて明確なことは明らかとなっていない[2]．

2 薬物性鼻炎

患者情報
- 鼻炎を引き起こす薬の使用
- 日常的な血管収縮薬の点鼻薬の使用

対応
現在使用中の点鼻薬の商品名か成分を聴取する．さらに，使用期間を聞き，1日頻回投与であれば注意を促す．この場合，すぐに使用をやめるように指導することは，反跳現象を引き起こす可能性があるため，適切ではない．また，高血圧治療薬を服用している場合には，鼻炎を誘発している可能性があることを説明する．

解説
表5-1に示す薬剤は，鼻閉や鼻漏の原因になるといわれている[2,7]．高血圧治

療薬での発生頻度は高く，とくにレセルピンは鼻閉を引き起こす代表的な薬剤である[2]．

　ナファゾリンやテトラヒドロゾリンのような血管収縮薬を含む点鼻薬は速効性が高く，これを好んで購入・使用する顧客は多い．しかし，薬効の持続時間は長くないため，乱用するケースが少なくない．点鼻薬を5〜7日以上くり返し使用した後，急な使用中止により生じる反跳現象[*1]や点鼻薬の連日使用によるタキフィラキシー[*2]のため，頻回の使用が必要となる[2]．さらに，長期的な血管収縮薬含有点鼻薬の使用は鼻粘膜が肥厚するため，薬剤性鼻炎が引き起こされるといわれ[2]，血管収縮性点鼻薬の使用は原則として4〜5日間とする．したがって，日常的に血管収縮薬含有点鼻薬を使用している場合には受診勧奨すべきであり，その際には反跳現象を引き起こさせないためにも点鼻薬の使用を急に中止させるべきではない．

表5-1　鼻閉や鼻漏の原因になる薬剤

● レセルピン	● 経口避妊薬
● ACE阻害薬	● クロルプロマジン
● フェントラミン	● β-ブロッカー（眼疾患治療用）
● メチルドパ	● アスピリン
● プラゾシン	● NSAIDs
● 点鼻薬（血管収縮薬含有）	

*1 反跳（リバウンド）現象：ある刺激を与えて作用しているものが，刺激を与えなくなったときに刺激中とは逆の作用が生じる現象．
*2 タキフィラキシー：薬物を短期間に頻回投与したときに薬物の作用が急激に減弱する現象．

3　通年性アレルギー性鼻炎，血管運動性鼻炎，好酸球増多性鼻炎，慢性副鼻腔炎，好酸球性鼻副鼻腔炎，鼻中隔彎曲症など

患者情報
● 一年を通して症状がある

対応
まず，受診したことがあるのか否かについて明らかにする．受診がまったくない，もしくは過去にあっても点鼻薬の処方のみであり，その後は，自己判断によって一般用医薬品で対処し，症状が根本的な解決に至っていない場合には，受診するように勧めるべきである．それでも点鼻薬の購入を希望する顧客に対しては，漫然とした長期連用により生じる症状の増悪についての可能性について詳しく説明をする必要がある．

解説 症状が通年性の場合，慢性鼻炎や慢性副鼻腔炎，通年性アレルギー性鼻炎[*1]，血管運動性鼻炎[*2]，好酸球増多性鼻炎[*3]，好酸球性鼻副鼻腔炎[*4]などの疾患[8~11]や，鼻中隔彎曲症[*5]などの構造的な要因が考えられ[3]，医師による鑑別が必要である．これらに対して外科的な治療や薬物療法が行われるが，薬物療法は長期間行われることが多いため，薬物の副作用や相互作用に注意が必要である[8]．

*1 **通年性アレルギー性鼻炎**：ダニやカビなどが原因となるアレルギー性の鼻炎で，アトピー性皮膚炎，気管支喘息，食物アレルギーとの関連が高い．

*2 **血管運動性鼻炎**：アレルギー性鼻炎と同様の症状であるが，IgE抗体や鼻誘発反応は生じない．発症機序は明らかではないが，ヒスタミン感受性の亢進が関与すると示唆されている．

*3 **好酸球増多性鼻炎**：アレルギー性鼻炎患者の2～6％にみられ，症状は通年性アレルギー性鼻炎と同様であるが，皮膚テストやIgE抗体検査などのアレルギー検査では陽性とならず，鼻汁中に好酸球増多をきたす疾患である．

*4 **好酸球性鼻副鼻腔炎**：前頭洞上顎洞開口部周辺の副鼻腔排泄路の炎症による機能的解剖学的狭窄があり，鼻副鼻腔粘膜への高度の好酸球浸潤と鼻茸形成，副鼻腔へのムチン貯留をくり返す難治性の鼻副鼻腔炎である．

*5 **鼻中隔彎曲症**：左右の鼻腔を隔てる鼻中隔は日本人の8割程度が彎曲しているが，ほとんど無症候である．この彎曲のために鼻閉などの症状が出現すると鼻中隔彎曲症と呼ばれる．

4 鼻副鼻腔腫瘍

患者情報
- 片側の鼻がつまる（片側の頑固な鼻閉）
- 片側の頬が痛い
  [片側頬部痛（歯痛として表現されることもある）]
- 片側からの鼻出血（片側の血性鼻漏）
- 片側の頬が腫れてきた
  （徐々に進行する片側頬部腫脹）

対応
片側に限定された鼻症状は，一般用医薬品で対応できない場合がほとんどであるため，顧客に対して，即座に受診を勧めるべきである．

解説 鼻副鼻腔腫瘍は鼻閉の原因となるが，良性腫瘍はまれで，悪性腫瘍であることが多い[12]．悪性腫瘍のほとんどは上顎洞に発生する高分化の扁平上皮癌であり，上記症状が特徴的症候である[12]．これらが認められる場合には受診勧奨が必要である．

5　副鼻腔炎

患者情報
- 頭痛（下を向くと痛みが増す）
- 頬を押すと痛い（頬部痛）
- 頬が腫れてきた（頬部腫脹）
- 寝ているときに咳が出る（就寝時咳嗽）
- 熱がある（発熱）

対応
副鼻腔炎の場合，抗ヒスタミン薬の服用または点鼻薬で症状の緩和がなされているならば，問題はないと考えられる．しかし，抗ヒスタミン薬が含有されている内服薬を継続的に服用し，頭痛を併発することで，集中力が著しく低下することがあり，これは，日常的な生活に支障をきたすと考えられる．そのため，無理な薬の投与には限界があり，受診勧奨の必要がある．

解説
副鼻腔炎は，ウイルス性上気道炎（感冒）や上顎の抜歯などが誘因となるが，ほとんどは感冒に続発し，感冒症状に続いて頭痛を訴える場合にはまず本症が疑われる[13]．また，抗ヒスタミン薬は粘膜を乾燥させ副鼻腔開口部を閉塞させるため，これを含む総合感冒薬などを服用して症状が悪化したかを確認する[13]．

多くはウイルス性であり自然治癒するが[14, 15]，細菌性副鼻腔炎は感冒患者の0.2〜2%が合併するといわれている[16]．ウイルス性と細菌性を症状のみで判断することは難しいが，Waldらは，感冒症状が10〜30日間持続する患者では80%に副鼻腔炎の所見がみられ，そのうちのおよそ70%の患者から細菌が検出されたことから[17, 18]，症状の持続期間10〜14日を基準として鑑別を行う10 day-markを提案した[19, 20]．しかし，この基準のみで選択した患者を対象とした研究[21]では，プラセボ群と抗菌薬投与群で改善率に有意差は認められなかった．したがって，10 day-markのみでの判断は不十分であり，頭痛や頬部の圧痛・腫脹といった症状が認められる場合に受診勧奨する．

経過観察または薬物治療

感冒による鼻炎や花粉症などのアレルギー性鼻炎に対するセルフメディケーションとして，クロルフェニラミンのような第一世代の抗ヒスタミン薬が利用される．しかし，抗ヒスタミン薬は

H₁受容体への拮抗作用により抗アレルギー作用を示すが，脳内のH₁受容体への拮抗作用は傾眠を引き起こすため，車の運転などには十分注意させる必要がある．

ヒト脳内のH₁受容体占有率をpositron emission tomography（PET）により解析した研究では，第一世代のクロルフェニラミンやケトチフェンは前頭葉の全H₁受容体の80％を占有するのに対し，第二世代のエピナスチンやテルフェナジンでは20％程度の占有率であると報告されている（表5-2）[22]．また，図5-1に示すように，この占有率が大きくなるにつれ眠気の頻度は高くなり，これは薬物の中枢移行性が関与するものと考えられている[22]．

抗ヒスタミン薬は，抗コリン作用を有するため前立腺肥大症，緑内障（狭隅角緑内障または未治療の閉塞隅角緑内障）には禁忌であり，また，口渇や便秘なども引き起こすため，とくに高齢者には注意を要する．

鼻炎に対する抗ヒスタミンの使用に際し，薬剤に対する患者の感受性（薬はよく効くが眠くなる，薬で眠くならないがあまり効かない）は個々で異なり，また，薬物自体の効果（作用が強く眠気が強い，眠気は弱いが作用は中程度）もそれぞれ異なるため，体質に合わせた薬物の選択が重要である[23〜25]．花粉症はその症状により，軽症（くしゃみ発作・鼻をかむ回数が5回/day以下，鼻閉は口呼吸がない程度），中等度（くしゃみ発作・鼻をかむ回数が6〜10回，強い鼻閉があり口呼吸がときどきある），重症（くしゃみ発作・鼻をかむ回数が11〜20回，口呼吸がかなりある鼻閉），最重症（くしゃみ発作・鼻をかむ回数が21回以上，鼻閉は1日中完全につまった状態）に分類され[26]，それぞれのステージに対する第2世代抗ヒスタミン薬，ロイコトリエン受容体拮抗薬，鼻噴霧用ステロイド薬，経口ステロイド薬の使用が推奨されている[27]．上述のように，第一世代の抗ヒスタミン薬は眠気を起こしやすいため，花粉症などのアレルギー性鼻炎に対するセルフメ

表5-2 ヒト脳における抗ヒスタミン薬のヒスタミンH₁受容体占有率

抗ヒスタミン・抗アレルギー薬	H₁受容体占有率
エピナスチン（20mg）	8.2±20.9
テルフェナジン（60mg）	12.1±16.3
アゼラスチン（1mg）	20.3±22.1
メキタジン（3mg）	22.2± 5.5
アステミゾール（10mg）	28.7±15.0
エバスチン（10mg）	31.8
オキサトミド（30mg）	50.5±15.1
d-クロルフェニラミン（2mg）	76.6± 4.8
ケトチフェン（1mg）	76.8± 3.8

数値は薬を服用していない対象を0％として投与された抗ヒスタミン薬が，何％の前頭葉のH₁受容体を占有したかを示す．

（文献22より）

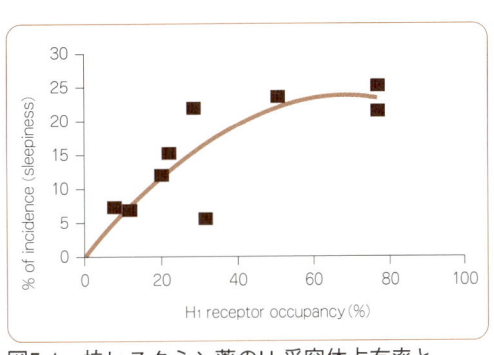

図5-1 抗ヒスタミン薬のH₁受容体占有率と眠気の頻度の関係

（文献22より）

ディケーションでは，これまで総合感冒薬を服用して眠気，口渇，便秘を起こしにくい体質で，症状が軽度〜中等度程度の顧客では高い満足度が得られると思われるが，それ以外の場合では受診させ，それぞれの体質や重症度にあわせた治療を行う方が有益であると考えられる．

参考文献

1) Lehman JM et al：Am J Med, 120：659-663, 2007
2) Dykewicz MS et al：Ann Allergy Asthma Immunol, 81：478-518, 1998
3) Quillen DM et al：Am Fam Physician, 73：1583-1590, 2006
4) Hamano N et al：Acta Otolaryngol, 537：27-31, 1998
5) Hamano N et al：Int Arch Allergy and Immunol, 115：220-227, 1998
6) Ellegard E et al：Arch Otolaryngol Head Neck Surg, 124：439-443, 1998
7) 茂木立 学ほか：アレルギー・免疫, 11：934-937, 2004
8) 藤枝重治：アレルギー・免疫, 11：886-893, 2004
9) 後藤 穣：アレルギー・免疫, 11：909-913, 2004
10) 増山敬祐：アレルギー・免疫, 11：914-918, 2004
11) 久保伸夫：アレルギー・免疫, 11：928-932, 2004
12) 内藤健晴：治療, 86：241-245, 2004
13) 見逃し症例から学ぶ日常診療のピットフォール．医学書院, 2003
14) Kristo A et al：Pediatrics, 111：e586-589, 2003
15) Puhakka T et al：J Allergy Clin Immunol, 102：403-408, 1998
16) Harrison's Principles of Internal Medicine 16th ed. McGraw-Hill Professional, 2004
17) Wald ER et al：Pediatrics, 77：795-800, 1986
18) Wald ER et al：J Pediatrics, 104：297-302, 1984
19) Wald ER et al：Adv Otolaryngol Head Neck Surg, 2：165-188, 1988
20) Ueda et al：Pediatr Infect Dis J, 15：576-579, 1996
21) Garbutt JM et al：Pediatrics, 107：619-625, 2001
22) 谷内一彦：医学のあゆみ, 180：107-111, 1997
23) 田中久夫：Prog Med, 19：541-544, 1999
24) 田中久夫：Prog Med, 24：2597-2603, 2004
25) 田中久夫：Prog Med, 26：903-908, 2006
26) 後藤 穣：治療学, 41：41-44, 2007
27) 鼻アレルギー診療ガイドライン——通年性鼻炎と花粉症2005年版．ライフサイエンス, 2005

下痢している

　下痢とは，便量および排便回数が増えることであるが，器質性や機能性などさまざまな要因が関係している．まずは，下痢が2週間以上続いているか聴取し，慢性の下痢であるかを確認する．次に，血便や黒色便はないか，10％以上の著しい体重減少はないか，皮膚の緊張度は著しく低下していないか，50歳以上で強い腹痛を伴っていないか，38.5℃以上の発熱を伴っていないかなど，腸出血，脱水，感染性腸炎，虚血性腸炎などといった重篤な疾患の警告症状について十分に聴取・確認する必要がある．特に，高齢者や乳幼児では脱水に陥りやすく，また，それによる死亡のリスクが高いことに注意し，常に念頭に置く必要がある．その他，下痢の原因となる薬剤の服用や病歴についても詳細に聴取する．

　急性下痢症に対しては，水・電解質を補給し，脱水を予防・改善することが原則である．軽度の脱水症状がみられる場合には，経口補液のOS-1（大塚製薬）を使用し，脱水症状がない場合には市販のスポーツ飲料を服用させるが，下痢が激しい場合や嘔吐のある場合にはOS-1を服用させる．また，水・電解質の補給に加えて，乳酸菌製剤の使用は有用であるが，ロペラミドやロートエキスなどの止痢薬の使用は，細菌性腸炎を悪化させる可能性が高く，安易な使用は避けなければならない．

スクリーニング CHART　下痢している

- ■ **年齢・性別**
  - → 70歳以上 または 乳幼児 …………………………………………………………… 1

- ■ **主症状のモニタリング**
  - → 下痢が48時間以上続いている ……………………………………………………… 1
  - → 下痢が2週間以上続いている ………………………………………………………… 2
  - → 強い腹痛がある ………………………………………………………………………… 1
  - → タール，コーヒー，醤油のような黒色の便が出る ……………………………… 5
  - → 便に血液が混じっている ……………………………………………………………… 5

- ■ **現在服用している薬剤の確認**
  - → 表6-2，6-3（p.83, 84）の薬剤を使用中 …………………………………………… 3
  - → ステロイド薬を使用している ………………………………………………………… 1
  - → 抗がん剤を使用している ……………………………………………………………… 1

- ■ **既往歴および治療継続中の疾患・治療方法の確認**

甲状腺機能亢進症	→ 2 ←	腹部手術（胃切除など）
糖尿病		放射線療法

- ■ **下痢以外の症状の確認**

熱がある（38.5℃以上）	→ 1 ←	嘔吐がひどい
口の中が乾く	→ 4 ←	脈が速い
皮膚をつまんで離すと，元に戻るまで時間がかかる		血圧が低い

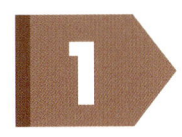

1 脱水，感染性腸炎，虚血性腸炎など

患者情報
- 高齢者（70歳以上），乳幼児
- ステロイド薬，抗がん薬使用
- 下痢が48時間以上続いている
- 強い腹痛がある
- 熱がある（38.5℃以上）
- 嘔吐がひどい

対応
下痢の持続は脱水に至る可能性があり，電解質保有水分の十分な補給が望まれる．しかし，感染性腸炎であれば，一般用医薬品の対応では困難であり，受診勧奨すべきである．

解説
70歳以上の高齢者や乳幼児，ステロイド薬や抗がん薬の使用，発症から48時間以上でも改善しない下痢，強い腹痛，38.5℃以上の発熱，激しい嘔吐などによる免疫低下のある場合には，脱水，感染性腸炎，虚血性腸炎などが示唆され[1,2]，受診勧奨すべきである．

激しい嘔吐のある場合には，水・電解質が喪失し，脱水に陥りやすく，とくに高齢者や乳幼児では注意が必要である（p.84 4 参照）[3~6]．また，50歳以上で強い腹痛がある場合には虚血性腸疾患などが，38.5℃以上の発熱では侵襲性の病原体による感染性腸炎（p.19 表1-8参照）などが示唆される[7,8]．

2 慢性の下痢の原因となる疾患

患者情報
- 2週間以上も下痢が続いている
- 甲状腺機能亢進症
- 糖尿病
- 腹部手術（胃切除など）
- 放射線療法

対応
発症から2週間以上続く下痢の場合，分泌性，浸透圧性，脂肪性，炎症性，運動機能障害性などの多岐にわたる要因が考えられ，受診勧奨が必要である．

解説
発症から2週間以上の下痢には，表6-1に示す分泌性，浸透圧性，脂肪性，炎症性，運動機能障害性などの多岐にわたる原因があり[9,10]，受診勧奨が必要である。

また，罹患期間が長く，自律神経障害（起立性低血圧，発汗異常，インポテンツ，膀胱機能異

常，胃麻痺など）のある糖尿病や表6-1に示す疾患，胃切除などの腹部手術や腹部放射線治療などの病歴および治療歴は，下痢と関連があるため[4, 9, 11, 12]，必ず聴取する必要がある．

表6-1 持続性もしくは慢性の下痢をきたす主要な原因

分泌性	炎症性
刺激性下剤（センナなど）	潰瘍性大腸炎
慢性のアルコール摂取	クローン病
ホルモン産生性腫瘍（カルチノイド，甲状腺髄様癌，絨毛腺腫）	感染症（ランブル鞭毛虫，赤痢アメーバ，*Clostridium difficile* など）
浸透圧性	運動機能障害性
二糖類分解酵素欠損	過敏性腸症候群
浸透圧性下剤（Mg^{2+}，制酸薬など）	甲状腺機能亢進症
非吸収性の炭水化物（ラクツロース，ソルビトールなど）	薬物（消化管運動亢進薬，プロスタグランジン）
	糖尿病性自律神経障害
脂肪性	
膵外分泌不全	
セリアックスプルー	

（文献9，10より）

分泌性下痢：腸管の水・電解質輸送に乱れが生じ，吸収量よりも分泌量が上回ったときに生じる下痢．絶食でも下痢は持続する．
浸透圧性下痢：非吸収性の物質により浸透圧が上昇し，これが胃腸管腔内へ水分を吸い込み，水分の再吸収量を上回ったときに生じる下痢．絶食もしくは原因物質の摂取を避けることで下痢は軽快する．
脂肪性下痢：脂肪の吸収不良により生じる下痢．
炎症性下痢：腸管粘膜の炎症による血液や組織液の漏出（滲出），粘液の過分泌，水・電解質などの吸収不良，腸管運動性の亢進により生じる下痢．疼痛，発熱，血便などを伴う．
運動機能障害性下痢：腸管運動の亢進および低下により生じる下痢．腸管機能の亢進により腸内容物の腸管通過時間が短縮し，消化不良および水分吸収量が低下し，下痢が生じる．一方，機能低下では，細菌の異常増殖により胆汁酸の脱抱合が生じて脂肪の吸収障害が起き，下痢となる．

3 薬剤性腸炎

患者情報
- 下痢を引き起こす薬剤
- 腸炎を引き起こす薬剤

対応

薬剤服用後，下痢が発現し増悪するようであれば，いち早く，原因薬剤を特定する必要がある．対処は，下痢止めの服用では適切ではないために，受診勧奨が必要である．

解説 薬剤性腸炎には，①抗生剤起因性腸炎，②Microscopic colitis（顕微鏡的大腸炎），③NSAIDs起因性腸炎，④MRSA腸炎がある．（表6-2）

①抗生剤起因性腸炎[13〜15]

抗生剤起因性腸炎は，偽膜性と出血性に分類される．さらに，出血性は内視鏡的に，びまん出血型，縦走潰瘍型，アフタ型，非特異型に分けられ，下記に示す特徴がある．

偽膜性腸炎：高齢者に多く，重篤な基礎疾患を有する場合が多い．

びまん出血型：しみだすような出血で浮腫状粘膜を広範囲にびまん性に認める．出血性大腸炎の中でもっとも発症が多い．比較的健康な若年者に多く，平均は37歳程度である．

縦走潰瘍型：縦走する潰瘍性病変を認める．びまん出血型に比べて発症年齢が高い（平均50歳程度）．

アフタ型：口内アフタに似た中心部分が白色調で紅暈を伴うびらん性の病変が多発してみられる．

非特異型：上記3型のいずれにも該当しない散在性の病変を認める．

表6-2 薬剤性腸炎の原因薬剤と発症時期

			発症時期	代表的な原因薬剤
抗生剤起因性腸炎[13〜15]	偽膜性	偽膜性腸炎	投与後6〜30日 平均10日前後	セフェム系でもっとも多く，ついでペニシリン系
	出血性	びまん出血型出血性腸炎	投与後10日以内 平均5日前後	感冒や上気道炎時にペニシリン系を内服した際に発症が多い．*Helicobacter pylori*の除菌治療におけるアモキシシリンの使用により増加が予想されている
		縦走潰瘍型出血性腸炎	10日以内	ニューキノロン系，セフェム系
		アフタ型出血性腸炎	数日〜20日	セフェム系
		非特異型出血性腸炎	数日〜20日以上	セフェム系
Microscopic colitis（顕微鏡的大腸炎）[16〜19]			服用から下痢の発現まで1〜112日（中央値：4日）NSAIDsによるCCでは主に6ヵ月以上	SSRIs（セルトラリン，パロキセチン），アカルボース，NSAIDs，アスピリン，β-ブロッカー（プロプラノロール，アテノロール，ソタロール），ランソプラゾール，スタチン系（アトルバスタチン，シンバスタチン，フルバスタチン），ラニチジン，ビスホスホネート（アレンドロン酸Na，リセドロン酸Na，エチドロン酸Na），チクロピジン
NSAIDs起因性腸炎[19〜21]			数日〜十数年 一般的には治療開始から数ヵ月	
MRSA腸炎[9, 21]			術後2〜6日後	ペニシリン系，第2および第3世代のセフェム系

（文献9，13〜21より）

表6-3 下痢を引き起こす代表的な薬剤

下剤	カルメロース，酸化マグネシウム，センノシド，ピコスルファート
高アンモニア血症改善薬	ラクツロース
循環器用薬	ジゴキシン，キニジン，プロカインアミド
血糖降下薬	メトホルミン
制吐薬	メトクロプラミド
プロスタグランジン製剤	ミソプロストール
降圧薬	レセルピン，メチルドパ，クロニジン
抗菌薬	βラクタム系（ペニシリン系，セフェム系）

（文献22より）

②Microscopic colitis（顕微鏡的大腸炎）[16〜19]

顕微鏡的に大腸に炎症性変化を認め，Collagenous colitis（CC）とLymphocytic colitisに分類される．高齢の女性で多くみられ，糖尿病や自己免疫疾患（関節リウマチ，甲状腺機能亢進症，強皮症など）を持つ患者で多く，腸管腔の抗原に対する異常な免疫反応が関与すると考えられている．

③NSAIDs起因性腸炎[19〜21]

初期症状には下痢，血便，腹痛のほか体重減少があり，高齢者に多い傾向がある．

④MRSA腸炎[9, 21]

38〜40℃の発熱や腹痛を伴う激しい水様性下痢．手術後などの免疫力が低下している状態で起きるといわれている．

また，表6-3の薬剤は下痢を引き起こす代表的な薬剤であり，これらの薬剤の服用の有無を聴取することも重要である．

4 脱　水

患者情報

- 口の中が乾く（口内乾燥）
- 皮膚をつまんで離すと，元に戻るまでに時間がかかる（皮膚緊張度低下）
- 脈が速い（頻脈）
- 血圧が低い（血圧低下）

対応

生体が脱水症状を呈しているならば，経口による水・電解質補給が必要である．しかし，重篤度が高い場合には，経静脈投与による水・電解質補給が考慮される．本症に至った原因によっては，迅速な受診勧奨が必要である．

解説 体重の減少（軽度：4〜5％，中等度6〜9％，重度10％以上），舌や口腔粘膜の乾燥，皮膚緊張度の減少（皮膚をつまんで離したときに元に戻るまで時間がかかる状態），頻

脈や血圧低下，皮膚の乾燥（乾燥した腋窩），毛細血管の再充満時間の延長（爪の毛細血管床を指の腹で白くなるまでゆっくり圧迫し，素早く離したときに元の色まで戻る時間であり，正常な子供では通常1.5～2秒程度である（2秒以上では尤度比4.1）[23]．感度および特異度は高いが，寒冷等の影響を受けやすいため，室温で指先を暖め心臓の位置で確認する[5]），尿量減少があるときには脱水が疑われる[3,5,9]．ただし，皮膚緊張度および毛細血管の再充満時間の延長は乳幼児に有用であるものの，成人では信頼性が高くないといわれている．

脱水では早急に水・電解質の補充を行う必要がある．軽度～中等度の脱水に対しては，経口により水・電解質を補給させるが，重度の脱水の場合（10%以上の体重減少や血圧低下など）には経静脈的な水・電解質の補正が必要であるため，迅速な対応が求められる．経口による水・電解質の補給については，p.86の「経過観察または薬物治療」を参照．

5 上部・下部消化管出血

患者情報
- タール，コーヒー，醤油のような黒色の便が出る（黒色便）
- 便に血液が混じっている（血便）

対応

毎朝，快便であるか，また，形状や色をチェックすることを指導する．過敏性腸症候群であれば，それらが崩れるが，消化管の器質的障害でない．便に赤や黒の色が混じることは，器質性障害である可能性が高く，受診勧奨が必要である．

解説　黒色便（タール様，コーヒー様，醤油様などと表現される）は，トライツ靱帯（十二指腸提筋：十二指腸と空腸の境付近，図6-1）よりも口側の出血（上部消化管出血）で認められる[4]．ただし，鉄剤やプロトポルフィリンなどの薬物，イカ墨の料理や赤ワインなどでも便が黒色化することがあるため[9]，摂取歴を必ず聴取する必要がある．

黒色便は血液が胃液（その他に消化液や腸内細菌）によって反応した結果であり，赤い

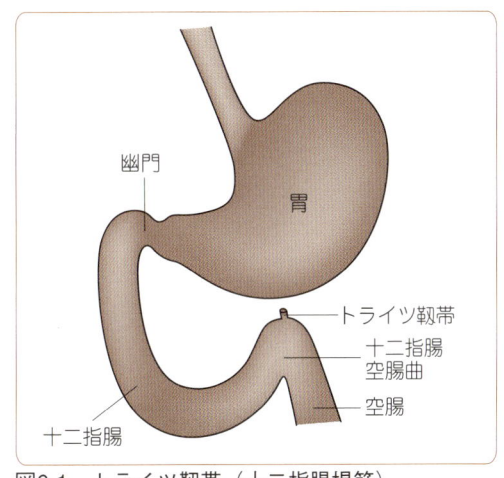

図6-1　トライツ靱帯（十二指腸提筋）

便が混ざっている場合には大量出血を示唆する[9, 24]．

　出血による貧血のある場合では眼瞼結膜の蒼白がみられ，また，冷や汗や心拍数／収縮期血圧が1以上（正常は0.5〜0.7）の場合では出血性ショックが示唆され緊急を要し，迅速な対応が求められる[24]．

　血便は，トライツ靱帯よりも肛門側の出血（下部消化管出血），痔疾患や感染性腸炎などによって生じるが，大腸や直腸の炎症や腫瘍では鮮血便ではなく粘液の混じった粘血便となることが多い[9]．ただし，トマトの皮，スイカなどの食物やリファンピシンなどの薬物でも便が赤色化することがあり[9]，摂取歴を必ず聴取する．

　p.19 表1-8に示すように感染性腸炎で血便が認められるものがあり，感染源により症状の発現などに違いがある[3, 25]．一般に，ウイルスや毒素型の黄色ブドウ球菌では，嘔気・嘔吐が比較的強く，便は大量の水様便であり，発熱や腹痛は軽い．また，サルモネラや腸管出血性大腸菌のような大腸型の細菌性腸炎では，発熱と腹痛が強く，便は血便・粘血便を伴う頻回少量の粘液性便であり，排便後でも排便感がある（しぶり腹）．腸炎ビブリオやカンピロバクターは，小腸型（発熱および腹痛は軽く，便は大量の水様便）および大腸型の両方の特徴を示す．粘血便などの大腸型の細菌性腸炎の特徴がみられる場合や脱水が強い場合には受診勧奨する．

経過観察または薬物治療

　急性下痢症では，脱水の改善または予防として，水・電解質の補給が治療の中心となる[4]．軽度〜中等度の脱水の場合では，経口補液（oral rehydration solution：ORS）による水・電解質の経口による補給が推奨されており[26〜28]，現在セルフメディケーション領域では，大塚製薬から市販されている「OS-1」が利用でき，脱水に対する有用性が示されている[29〜31]．ORSによる水・電解質の補給は3時間程度かけて，10分おきに少量（約0.5mL/kg体重）ずつ服用させ，症状をみながら徐々に増量し，これは脱水の症状が消失するまで行う[28]．脱水症状のない急性下痢症での水・電解質の補給は，市販のイオン飲料（スポーツドリンクなど）で十分であるといわれているが，下痢症状の強い場合や嘔吐のある場合にはOS-1を使用する．

　また，近年，乳酸菌製剤の急性下痢症の予防および治療に関する有用性が示されており[32〜37]，乳酸菌製剤は急性下痢症のリスクを低減し，また，下痢の持続時間を短縮させることから，セルフメディケーション領域での急性下痢症には，Allenらが提案しているように[37]，ORSによる脱

水の改善もしくは予防に加えて，乳酸菌製剤を服用させることが望ましい対症療法であると考えられる．

ロペラミドやロートエキスなどの止痢薬は，急性下痢症の期間についてプラセボより有意に短縮することが報告されているが[38]，本来，下痢は有害物質を体外に排泄する防御反応であり，これらの薬物はこの反応を止めるため，細菌性腸炎での有害反応，例えば，腸管出血性大腸菌感染による溶血性尿毒症症候群を増悪するリスクファクターであるといわれている[39]．したがって，セルフメディケーション領域では，血便や発熱がなく，また，飲み過ぎというように原因がはっきりしており，確実に細菌感染性腸炎が否定でき，かつ，ウイルス性腸炎であることが明らかであるときのみにこれらの薬剤を使用すべきであり，少しでも曖昧な点や疑問が生じるならば，使用しないような指導をすることが原則的である．

参考文献

1) DuPont HL：Am J Gastroenterol, 92：1962-1975, 1997
2) Symptoms in the pharmacy：A Guide to the Management of Common Illness, 5th ed. Blackwell Publishing Inc, 2005
3) 新臨床内科学　第8版．医学書院, 2002
4) Harrison's Principles of Internal Medicine 16th ed. McGraw-Hill Professional, 2004
5) Steiner MJ et al：JAMA, 291：2746-2754, 2004
6) American Academy of Family Physicians：family doctor. org, Vomiting and Diarrhea, http://familydoctor.org/196.xml
7) Parish KL et al：Am Surg, 57：118-121, 1991
8) Du Pont H：Aliment Pharmacol Ther, 8：3-13, 1994
9) 今日の診断指針 第5版．医学書院, 2002
10) Donowitz M et al：N Engl J Med, 332：725-729, 1995
11) 総合外来初診の心得21か条．医学書院, 2002
12) 内科診断学．医学書院, 2000
13) 桜井幸弘：日内会誌, 82：688-692, 1993
14) 林　繁和ほか：胃と腸, 35：1125-1134, 2000
15) 平沢弘毅ほか：消化器科, 39：495-501, 2004
16) Nielsen HH et al：Lancet, 364：2055-2057, 2004
17) Fernandez-Banares F et al：Am J Gastroenterol, 101：1-7, 2006
18) Beaugerie L：Aliment Pharmacol Ther, 22：277-284, 2005
19) Chassany O et al：Drug Saf, 22：53-72, 2000
20) Faucheron JL et al：Int J Colorect Dis, 11：99-101, 1996
21) 有井研司ほか：消化器科, 39：473-479, 2004
22) 診療エッセンシャルズ．日経メディカル, 2004
23) Schriger DL et al：Ann Emerg Med, 17：932-935, 1988
24) めざせ！外来診療の達人．日本医事新報社, 2006
25) Thielman NM et al：N Engl J Med, 350：38-47, 2004
26) Provisional Committee on Quality Improvement of the American Academy of Pediatrics：Pediatrics, 97：424-435, 1996
27) Walker-Smith JA et al：J Pediatr Gastroenterol Nutr, 24：619-620, 1997
28) Guandalini S：J Pediatr Gastroenterol Nutr, 30：486-489, 2000
29) 西正晴ほか：薬理と治療, 31：839-853, 2003
30) 北川素ほか：薬理と治療, 31：855-868, 2003
31) 松隈京子ほか：薬理と治療, 31：869-884, 2003
32) Sazawal S et al：Lancet Infect Dis, 6：374-382, 2006
33) Oberhelman RA et al：J Pediatr, 134：15-20, 1999
34) Huang JS et al：Dig Dis Sci, 47：2625-2634, 2002
35) Van Niel CW et al：Pediatrics, 109：678-684, 2002
36) Szajewska H et al：Aliment Pharmacol Ther, 25：871-881, 2007
37) Allen SJ, et al：Cochrane Database Syst Rev, 2：CD003048, 2004
38) Hughes IW：Br J Clin Pract, 49：181-185, 1995
39) Cimolai N et al：J Pediatr, 116：589-592, 1990

便が出にくい

　一般的に便秘は排便量と排便回数が減少した状態であるが，症状やそれを便秘と感じる個人差が大きいため明確に定義づけすることは難しい．近年発表されたRome Ⅲでは，便秘の診断基準として，症状が少なくとも6ヵ月以上前に出現し，ここ3ヵ月の間で，

　①次の2項目以上を満たす：

　　a. 排便中にいきむことが少なくとも25％／b. 排便の少なくとも25％で兎糞状便または硬便／c. 排便の少なくとも25％で残便感／d. 排便の少なくとも25％で肛門直腸の閉塞感／e. 排便の少なくとも25％で用手排便や骨盤底のサポートが必要／f. 排便が週3回未満

　②下剤を使用しなくてもまれに便が軟らかいときがある

　③過敏性腸症候群の診断基準に適応しない（p.97，表7-1, 2参照）

が提案されている[1]．

　顧客が便秘を訴えたときには，まずは，腸閉塞，大腸癌，馬尾症候群などのような重篤な疾患に関連する症状はないかを確認する必要がある．さらに，便秘と関連する薬歴および病歴を聴取するが，特に，透析患者は便秘を起こしやすく，腸管穿孔の危険を有しているため，安易な下剤の使用は避けなければならない．また，排便量や回数だけでなく，形状や随伴症状などについても詳しく聴取し，単に下剤を使用するのではなく，症状の発生を総括的に捉え対応すべきである．

　便秘の治療は，まず，便秘について正しく理解させることが重要である．さらに，食事および生活習慣を改善することを十分指導し，安易な下剤や浣腸剤の使用を避けさせる必要がある．十分な効果がないときに下剤の使用を考えるが，まずは塩類下剤を使用させる．これでも効果がないときには，刺激性下剤を使用するが，効果が認められない場合や効果を得るために大量に使用しなければならないような場合には受診することを十分指導すべきである．

スクリーニングCHART 便が出にくい

■ 主症状のモニタリング
- 突然便秘になった ……………………………………………………… **3**
- 便に血液が混じっている ……………………………………………… **3**

■ 現在服用している薬剤の確認
- p.91，92の薬剤を使用中 ……………………………………………… **1**

■ 既往歴および治療継続中の疾患・治療方法の確認

甲状腺機能低下症	→ **1** ←	透　析
糖尿病		

■ 下痢以外の症状の確認

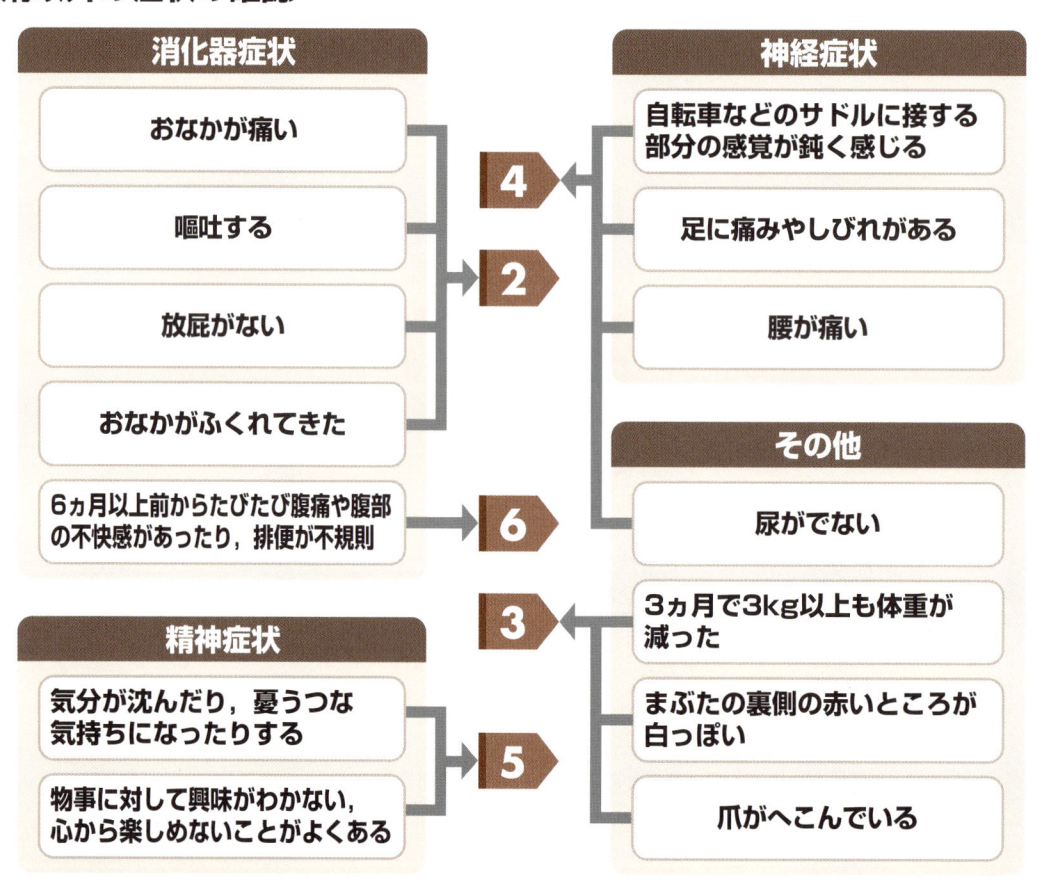

消化器症状
- おなかが痛い
- 嘔吐する → **2**
- 放屁がない
- おなかがふくれてきた
- 6ヵ月以上前からたびたび腹痛や腹部の不快感があったり，排便が不規則 → **6**

神経症状
- 自転車などのサドルに接する部分の感覚が鈍く感じる
- 足に痛みやしびれがある → **4**
- 腰が痛い

その他
- 尿がでない
- 3ヵ月で3kg以上も体重が減った → **3**
- まぶたの裏側の赤いところが白っぽい
- 爪がへこんでいる

精神症状
- 気分が沈んだり，憂うつな気持ちになったりする → **5**
- 物事に対して興味がわかない，心から楽しめないことがよくある

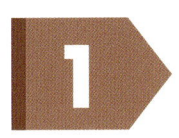

1 甲状腺機能低下症，糖尿病，薬剤性麻痺性イレウス，薬剤性便秘

患者情報
- 甲状腺機能低下症
- 糖尿病
- 透析
- 麻痺性イレウスおよび便秘を引き起こす薬剤

対応
上記に該当する可能性が高い顧客は，便秘を訴える場合があるため，必ず病歴を確認する必要がある．便秘を訴える一方で，下剤使用の有無も影響するが，下痢を訴える場合もあるため，便性状の変遷と排便回数を聴取することが重要である．

解説
甲状腺機能低下症，糖尿病は便秘の原因となる疾患であり[2,3]，必ず病歴を確認する．糖尿病性自律神経障害では便秘および下痢といった消化器症状がみられ[4]，これらの症状は糖尿病患者の血糖コントロールと密接に関連することが報告されている[5]．罹患期間が長く，血糖コントロール（血糖値および HbA_{1c} が高値）が悪く，糖尿病性神経障害の症状（知覚障害（触・痛・温感低下〜消失），起立性低血圧，発汗異常，インポテンツ，膀胱機能異常，胃麻痺など[4,6]）がある場合には，糖尿病性神経障害による便秘が強く示唆される．

透析患者では便秘の頻度が高く[7]，水分制限および透析による除水，カリウム制限による食事療法に伴う食物繊維の摂取不足，セベラマー塩酸塩のような便秘しやすい薬剤の服用などが加わり虚血性腸炎，さらには致死性の腸管穿孔を起こすことがある[8]．ソルビトールの投与が有用であると考えられるが[9]，すべての下剤は腸管内圧を上昇させ，大腸穿孔の原因となることを常に念頭に置かなければならない[10]．

以下の薬剤は便秘の原因となる麻痺性イレウスおよび薬剤性便秘を引き起こす代表的な薬剤であり，これらの薬剤の服用の有無を聴取する．

1. 麻痺性イレウス[11,12]

    初期症状：p.92 **2** 参照

    発症時期：抗精神病薬ではもっとも早いもので服薬開始3日後であるが，多くの場合4〜5年後

    麻痺性イレウスを引き起こす代表的な薬物：

    - フェノチアジン系抗精神病薬：クロルプロマジン，フルフェナジンなど
    - ブチロフェノン系抗精神病薬：ハロペリドール，チミペロンなど
    - その他抗精神病薬：ゾテピン，オキシペルチン，カルピプラミンなど
    - パーキンソン病治療薬：プロメタジンなど

- 三環系・四環系抗うつ薬：アミトリプチリン，マプロチリンなど
- オピオイド受容体作用薬：コデインリン酸塩，ジヒドロコデインリン酸塩，モルヒネ

2. 便秘を引き起こす薬物[2, 10, 13]

オピオイド受容体作用薬：コデインリン酸塩，モルヒネ，ペンタゾシンなど

抗コリン作用を持つ薬物
- 抗ヒスタミン薬：ジフェンヒドラミン，クロルフェニラミン，トラベルミンなど
- フェノチアジン系抗精神病薬：チオリダジン，クロルプロマジン，フルフェナジンなど
- ベンゾジアゼピン系睡眠鎮静薬・抗不安薬：エチゾラム，トリアゾラムなど
- パーキンソン病治療薬：トリヘキシフェニジル，ビペリデンなど
- 三環系・四環系抗うつ薬：アミトリプチリン，マプロチリンなど
- 消化管運動抑制薬：ロートエキス，ブチルスコポラミンなど
- 非ピリン系解熱鎮痛薬：PL顆粒など

制酸薬：Al および Ca を含むもの
陽イオン交換樹脂：ポリスチレンスルホン酸塩
陰イオン交換樹脂：セベラマー塩酸塩
利尿薬：フロセミドなど
Ca拮抗薬：ベラパミル，アムロジピンなど
NSAIDs：イブプロフェンなど
鉄剤
サプリメント：鉄成分およびカルシウム成分を含むもの

2 腸閉塞

患者情報
- おなかが痛い（腹痛）
- おなかがふくれてきた（腹部膨隆）
- 嘔吐する
- 放屁がない

対応

便，ガスの通過障害が生じた場合，上部消化管の症状が増悪することが多く，胃薬を希望する顧客が多いと考えられる．一方で，満足な便通が得られない場合，下剤を服用するケースが多いことが想定されるが，イレウスなどの器質的な通過障害では外科的療法が考慮されるため，受診勧奨が必要である．

解説 一般に，腸閉塞では，腹痛，嘔吐，便秘（便・ガスの通過障害），腹部膨隆などがみられるが，閉塞の部位によって症状が異なり，閉塞が上部ほど症状はより重篤となる[11]．小腸の閉塞の大多数は，開腹術後の癒着によるものであり[14]，開腹既往を必ず聴取すべきである．一方，大腸の閉塞は，大腸癌による閉塞がもっとも多い（**3** 参照）[14]．

以下は，閉塞部位とその症状であるが，腸閉塞が疑われるときには迅速な対応が必要である．

1．上部小腸の閉塞[11]

　腹痛：重篤な激しい痛みである．

　嘔吐：腹痛に続き早期から出現し，頻回で大量の激しい嘔吐である．
　　　　胃内容物の嘔吐の後，緑色の胆汁性の吐物となる．

　腹部膨隆：早期には出現しないが，その後顕著となる．腹部膨隆は心窩部のみにみられる．

2．下部小腸の閉塞[11]

　腹痛：上部小腸の閉塞に比べやや軽度である．

　嘔吐：腹痛から少し遅れてみられ，胃内容物の嘔吐，次いで胆汁性の緑色の吐物となり，その後，黄色調から茶色に変化し，臭いのある糞便様の吐物となる．
　　　　糞便様の嘔吐が起こるまでにはかなり長い時間が経過する．

　腹部膨隆：症状の出現から数時間後に起こる．

3．大腸の閉塞[11]

　腹痛：一般に，急性に起こることは少ない．

　嘔吐：嘔吐の出現は遅く，まれであるが，通常は悪心や食欲不振がみられる．

　腹部膨隆：早期から出現する．

3　大腸癌

患者情報
- 突然便秘になった
- 便に血液が混じっている（血便）
- 3ヵ月で3kg以上も体重が減ってしまった（意図しない体重減少）
- まぶたの裏側の赤いところが白っぽい　爪がへこんでいる（眼瞼結膜の蒼白，匙状爪）
　→貧血症状

対応

体重減少，便秘（下痢が交互），血便，貧血，これらの症状が該当する場合，炎症性腸疾患もしくは癌である可能性が高く，受診を勧めるべきである．

> **解説** p.92 **2** で述べたようにように，大腸癌は大腸閉塞の原因の1つであり，わが国の大腸癌の部位別頻度は，直腸（40.4％），S状結腸（25.8％），上行結腸（13.5％），横行結腸（8.8％）の順である[15]．

大腸癌の症状は，腫瘍の部位により異なる（図7-1）[6,16]．一般に，上行結腸の癌では閉塞症状や便通異常はないが，慢性的な間欠性の出血により，鉄欠乏性貧血[*1]，倦怠感，動悸を呈し，横行結腸および下行結腸の癌では蠕動痛や閉塞症状が出現し，S状結腸や直腸の癌では血便，便の形状変化，テネスムス（しぶり腹）[*2]がみられる[16]．

大腸癌の臨床的特徴に関する研究が行われており，直腸出血，体重減少（3ヵ月で3kg以上），腹痛，下痢，便秘，鉄欠乏性貧血（低ヘモグロビン値），便潜血で有意な関連性が認められている[17]．また，わが国で発症頻度の高い直腸・S状結腸癌の予測因子として，鉄欠乏性貧血（低ヘモグロビン値），直腸出血，便秘の3項目の有用性が示されている[18]．さらに，比較的最近の発症で徐々に増悪する便秘であること[6,11]，50歳以上では大腸癌のリスクが高いこと[19]なども大腸癌の判断に有用であると考えられ，これらについて聴取し，大腸癌が示唆される場合には受診勧奨する．

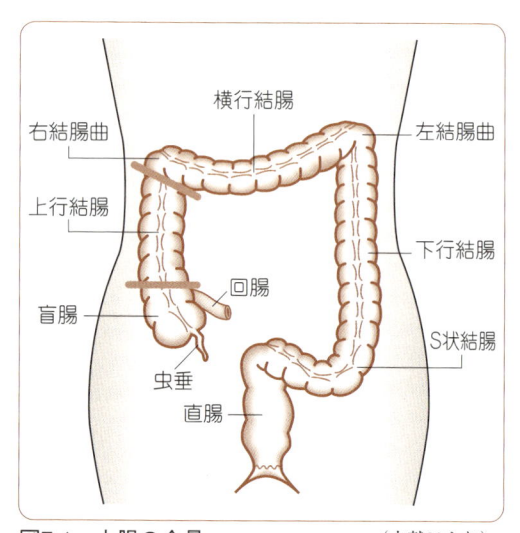

図7-1 大腸の全景　　　（文献20より）

---

*1 **鉄欠乏性貧血**：炎症，腫瘍，月経などによる出血や鉄分摂取量の不足で鉄欠乏となり生じる貧血で，皮膚や眼瞼結膜の蒼白，全身倦怠感，動悸，匙状爪，口角炎，嚥下障害などがみられる．

*2 **テネスムス（しぶり腹）**：肛門括約筋のけいれんにより，腹痛を伴った少量頻回の排便となり，排便後でも排便感がある不快な状態．

4 馬尾症候群

患者情報

- 尿がでない（尿閉）
- 自転車などのサドルに接する部分の感覚が鈍く感じる（仙骨・肛門周辺部の知覚異常，サドル麻痺）
- 足に痛みやしびれがある
- 腰が痛い（腰痛）

対応

便秘とともに足腰のしびれや痛みを呈する場合，単なる下剤服用では改善しないため，受診勧奨が必要である．

解説

馬尾症候群とは，椎間板ヘルニア，脊柱管狭窄症，腫瘍，感染症などによって馬尾神経[*1]が障害され，腰痛，両側性坐骨神経痛[*2]，知覚障害，下肢の運動麻痺，排尿・排便障害などのさまざまな症状が認められる疾患であり[21]，このうち，排尿障害（尿閉），仙骨・肛門周辺部の知覚障害（サドル麻痺），腰痛が馬尾症候群を鑑別する上で有用な所見であるといわれている[22]．

椎間板ヘルニアによる馬尾症候群では，発症後48時間以内に手術を行うと症状の回復が48時間以後に比べ有意に高いことが報告されており[23]，疑われる場合には迅速に受診させるべきである．

---

*1, 2 馬尾神経と坐骨神経：脊髄は，脊柱管内にあり，大後頭孔から第1・2腰椎間（L1, L2）まで続いている．それより下は1本1本の神経が馬の尾のように束状となっており，この神経の束は馬尾神経と呼ばれ，腰神経，仙骨神経，尾骨神経となる．

坐骨神経は，人体の中でもっとも太い神経であり，仙骨神経叢から出て大腿や下腿に分布する脛骨神経と総腓骨神経が結合組織で束となった神経で，膝窩の上方で脛骨神経と総腓骨神経に分岐する．

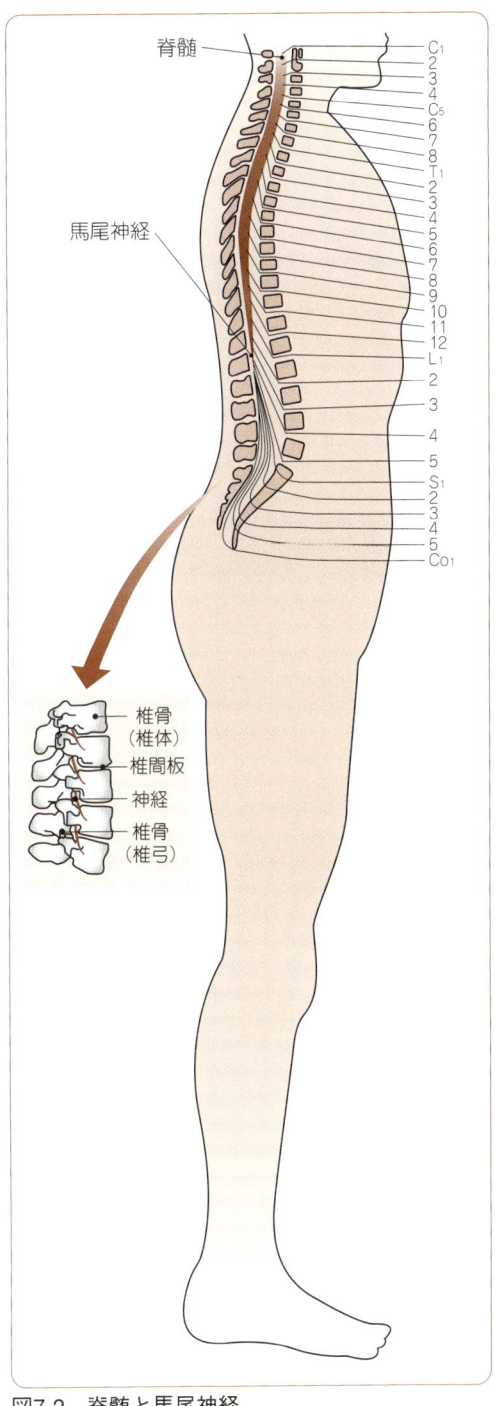

図7-2 脊髄と馬尾神経

5 うつ病

患者情報
- 気分が沈んだり，憂うつな気持ちになったりする（抑うつ気分）
- 物事に対して興味がわかない，心から楽しめない感じがよくある（興味・関心の減退）

対応
便秘とともに気分がふさぐなど精神神経症状を訴える顧客は，うつ病である可能性が高い．うつ病により便秘を呈している場合，下剤の継続的服用は，必ずしも有効的ではないため，受診勧奨が必要である．

解説

うつ病と便秘は関連性があり[24, 25]，これはうつ病による便秘と，重篤な便秘によるうつ病の発症という両者の可能性が考えられる[1]．また，うつ病，パニック障害や全般性不安障害などの精神症状は，過敏性腸症候群（ 6 ）と深く関連するといわれており[1, 26, 27]，これらの点をふまえて聴取を行い，受診勧奨が必要であるかを考える必要がある．

不眠を訴える患者のうち，およそ30%がうつ病であると報告されており[28]，不眠症はうつ病のリスクを2～39倍程度増大させることが示されている[29]．一方，うつ病患者のおよそ40%に睡眠障害がみられる[30]．このように，不眠とうつ病には相互に高い関連があり，不眠を訴える場合にはうつ病の存在を常に念頭に置く必要がある．

うつ病の診断基準[31]をp.40，表2-4に示す．また，p.40，表2-5はうつ病と関連の高い身体・精神症状である[30]．簡便かつ感度の高いうつ病のスクリーニング法として二質問法（p.41，表2-6）が提案されており[32, 33]，いずれか一方，もしくは両方ない場合にはうつ病は否定的である．ただし，DSM-IVや二質問法では2週間以上または1ヵ月続くうつ症状を対象としているが，うつ症状が2週間続かない，もしくは，典型的な大うつ病を発症していなくても今後うつ病が発症・増悪する可能性を考慮すべきであり，軽症うつ病もしくはそれに準じるものとして考え，対応すべきである[34～36]．

抑うつ気分などといったうつ症状の聴取は細心の注意が必要であり，p.41，表2-7のような聞き取り方[37, 38]が良いと思われる．また，聴取の際にはp.41，表2-8のような正常反応としてのうつ状態とうつ病の違い[39]に注意すべきである．

6 過敏性腸症候群

患者情報
- 6ヵ月以上前からたびたび腹痛や腹部の不快感がある

対応

便秘と下痢をくり返す特異的な症状を呈する．便秘に下剤，下痢に下痢止めを服用させることは，望ましい薬の選択とはいえず，むしろ整腸剤の継続的服用を勧めるべきである．器質的疾患ではないために，重篤化がみられないものの，顧客が精神的に苦しんでいる場合が多いことに留意しなければならない．

解説

過敏性腸症候群の診断基準および分類は，表7-1, 2に示すとおりである[1]．また，便の形状（Bristol 便形状スケール）を表7-3に示す[1]．

過敏性腸症候群は，脳腸相関が病態の中心をなしており，心理的ストレスが心窩部痛，下痢，便秘などの消化器症状を惹起したり，逆に消化器症状によって情動に影響が及んだりするもので，消化器運動異常，消化管知覚過敏，心理的異常の3つにより特徴づけられる[40]．

過敏性腸症候群は，睡眠中には出現せず，出勤や登校時などのような公衆の面前で個人的な空間を保持できない状態や勝手にトイレに行くことが許容されない状況下で発現しやすい[41]．

表7-1 過敏性腸症候群の診断分類（Rome Ⅲ）

症状は少なくとも6ヵ月以上前に出現しており，くり返して起こる腹痛と腹部不快感がここ3ヵ月間で月に少なくとも3日以上あり，次の2項目以上を満たす． ● 腹痛と腹部不快感は排便によって改善する ● 腹痛と腹部不快感の発現に排便頻度の変化が伴う ● 腹痛と腹部不快感の発現に便の形状（外観）変化が伴う

（文献1より）

表7-2 過敏性腸症候群の分類（Rome Ⅲ）

	硬便または兎糞状便の割合	泥状便または水様便の割合
①便秘型	25％以上	かつ 25％未満
②下痢型	25％以上	かつ 25％未満
③混合型	25％以上	かつ 25％未満
④分類不能型	上記のいずれでもないもの	

（文献1より）

表7-3 便の形状（Bristol 便形状スケール）

兎糞状便	木の実のようなコロコロした堅い便（排便困難がある）
硬便	ソーセージのような塊の便
泥状便	境界がほぐれた，ふわふわした小片便
水様便	塊を含まない水のような便

（文献1より）

経過観察または薬物治療

便秘の対症療法では，直ちに下剤を使用させるのではなく，便秘についての正しい理解と食事・生活習慣を改善させることが重要である．

便秘では，排便回数の減少，排便困難，便形状や排便時の感覚の変化などをきたすが[1]，健常人でも排便回数が週に3回程度のことがあり，排便が毎日ある必要はないことを理解させ，過度に排便回数にこだわらず，不安感を除き不必要な下剤の使用を避けさせるべきである[42]．また，プロゲステロンには腸管平滑筋の刺激感受性低下作用および大腸内容物からの水分吸収作用があり，大腸の蠕動運動の抑制および便の硬化を起こすため，女性では生理前の2週間は便秘傾向が強まり，便秘になりやすく[43]，このことも十分理解させる．

食事や水分により胃壁が伸展すると，胃壁の機械的受容体を介して結腸の蠕動運動が発生する（胃・結腸反射）．この胃・結腸反射は空腹時間が長いほど，とくに朝食後に起こりやすいため，排便を促すために十分な量の朝食を必ず摂らせ，朝食摂取後，便意の有無にかかわらずトイレで排便を試みることで排便習慣をつけさせるべきである[44]．

食物繊維は，排便回数を増加させ便の腸管通過時間を短縮させることが報告されており[45〜48]，食物繊維の摂取が少ない便秘患者に対して有用と考えられる[42]．厚生労働省が策定した「日本人の食事摂取基準2005年版」による1日1回の排便に必要な便湿重量およびその排便を促進する糞便量を考慮して算出された1日あたりの食物繊維の摂取目安量と日本人の摂取状況（平成13年国民栄養調査結果）を比べると，表7-4に示すように目安量に比べ摂取状況はかなり低く，若年層ほど少ない傾向がある[49]．

食事や生活習慣を改善させても排便が正常化しない場合に初めて下剤の使用を考慮すべきである．下剤には，塩類下剤，膨張性下剤，浸潤性下剤，刺激性下剤があるが，薬局・薬店で販売されているものはほとんど刺激性下剤であり，一部に塩類下剤（マグネシウム製剤）があるのみで，それ以外の製品は販売されていない．まず，最初に選択すべき薬物は塩類下剤である[50]．ただし，

表7-4 1日あたりの食物繊維の摂取目安量と日本人の摂取状況（平成13年国民栄養調査結果より）

年齢（歳）	男性 目安量（g）	男性 摂取状況（g）	女性 目安量（g）	女性 摂取状況（g）
18〜29	27	11.3	21	12.2
30〜49	26	12.7	20	12.8
50〜69	24	16.1	19	15.9
70以上	19	14.5	15	14.7

マグネシウム製剤は腎機能が低下している場合（とくに高齢者）や透析患者では使用してはならない（高Mg血症を誘発）．食事・生活習慣の改善に，マグネシウム製剤（適正範囲内での増量も含めて）を加えても正常な排便が得られないときには，刺激性下剤（センナ，ダイオウ，ピコスルファート，ビサコジル）の追加を考慮する[42]．ただし，刺激性下剤は週に2～3回の使用にすることを十分に指導すべきである[42]．さらに症状の改善が認められないときには受診勧奨する．

刺激性下剤の長期使用に関しては諸説あるが，Waldらは，刺激性下剤の長期使用による①腸管の神経および平滑筋の構造的もしくは機能的な障害，②大腸癌のリスクファクター，③習慣性（下剤の効果の減弱もしくは消失），耐性（効果を得るための下剤の増量）および身体的依存，には十分なエビデンスがないことを述べている[42, 51, 52]．また，センナやダイオウなどのアントラキノン類の長期使用による大腸メラノーシスは，病的意義は不明であり，かつ可逆的である[51, 52]．しかし，長期乱用している場合では精神的疾患が考えられることから[42, 53]，この点を十分に配慮した上で受診勧奨することが必要である．

参考文献

1) Longstreth GF et al：Gastroenterology, 130：1480-1491, 2006
2) Locke GR 3rd et al：Gastroenterology, 119：1766-1778, 2000
3) Bleser SD：J Fam Pract, 55：580-584, 2006
4) Vinik AI et al：Diabetes Care, 26：1553-1579, 2003
5) Bytzer P et al：Arch Intern Med, 161：1989-1996, 2001
6) 今日の診療指針 第5版．医学書院，2002
7) 西原 舞ほか：透析会誌, 37：1887-1892, 2004
8) 西原 舞ほか：大阪透析研究会誌, 23：55-59, 2005
9) 平田純生ほか：透析会誌, 37：1967-1973, 2004
10) 平田純生ほか：薬局, 57：3131-3143, 2006
11) 急性腹症の早期診断．メディカル・サイエンス・インターナショナル，2004
12) 重大な副作用回避のための服薬指導情報集1．じほう，1997
13) Pharmacotherapy 5th ed. McGraw Hill, 2002
14) 沖永功太ほか：臨床消化器内科, 19：1221-1228, 2004
15) 丸田守人ほか：臨床外科, 57：278-282, 2002
16) Harrison's Principles of Internal Medicine 16th ed. McGraw-Hill Professional, 2004
17) Hamilton W et al：Br J Cancer, 93：399-405, 2005
18) Majumdar SR et al：Am J Gastroenterol, 94：3039-3045, 1999
19) Panzuto F et al：Dig Liver Dis, 35：869-875, 2003
20) これならわかる 要点解剖学．南山堂，2004
21) Orendacova J et al：Prog Neurobiol, 64：613-637, 2001
22) Jalloh I et al：Emerg Med J, 24：33-34, 2007
23) Ahn UM et al：Spine, 25：1515-1522, 2000
24) Wald A et al：Gastroenterology, 97：932-937, 1989
25) Cheng C et al：Aliment Pharmacol Ther, 18：319-326, 2003
26) Garakani A et al：Am J Ther, 10：61-67, 2003
27) Lydiard RB：J Clin Psychiatry, 62（suppl）：38-45, 2001
28) Breslau N et al：Bio Psychiatry, 39：411-418, 1996
29) Taylor DJ et al：Behav Sleep Med, 1：227-247, 2003
30) Sugahara H et al：Psychiatry Res, 128：305-311, 2004
31) DSM-IV精神疾患の分類と診断の手引き．医学書院，1995
32) Whooley MA et al：J Gen Intern Med, 12：439-445, 1997
33) 鈴木竜世ほか：精神医学, 45：699-708, 2003
34) 野村総一郎ほか：日本医学会シンポジウム記録集：45-49, 2005
35) 千田要一ほか：治療, 87：467-471, 2005
36) 尾崎紀夫：日経メディカル，2005年3月号：132-133
37) 尾崎紀夫：日本医学会シンポジウム記録集：61-65, 2005
38) 横山富士男ほか：成人病と生活習慣病, 36：258-261, 2006
39) 藤原修一郎：治療, 87：541-546, 2005
40) 三島義之ほか：日本臨床, 64：1511-1515, 2006
41) 本郷道夫ほか：日本臨床, 64：1415-1419, 2006
42) Wald A：Am J Med, 119：736-739, 2006
43) 川村忠夫：今月の治療, 13：49-54, 2005
44) 松枝 啓：綜合臨床, 55：744-749, 2006
45) Klauser AG et al：Eur J Gastroenterol Hepatol, 4：227-233, 1992
46) Wisten A et al：Scand J Caring Sci, 19：71-76, 2005
47) Graham DY et al：Am J Gastroenterol, 77：599-603, 1982
48) Loening-Baucke V et al：Pediatrics, 113：e259-e264, 2004

49) 日本人の食事摂取基準 2005年版. 第一出版, 2006
50) 高野正博：日本大腸肛門病会誌, 43：473-479, 1990
51) Wald A：J Clin Gastroenterol, 36：386-389, 2003
52) Muller-Lissner S et al：Am J Gastroenterol, 100：232-242, 2005
53) Osler JR et al：Am J Gastroenterol, 74：451-458, 1980

8 眠れない

　不眠は，精神疾患や心理的な要因など非常に多くの，そして判断が難しいさまざまな原因が，単一もしくは複雑に絡み合って生じる症状である．したがって，不眠をセルフメディケーションで対応することは，非常に難しいと認識しておくべきである．しかし，一過的な不眠に対する一般用医薬品の爆発的な売れ行きをみる限り，不眠に悩んでいるが受診しない潜在的な患者数は相当な数であると予想される．残念なことに，さまざまな試みが行われているにもかかわらず，不眠に対する一般用医薬品による過量服用や中毒事例はあとを絶たない．重要なことは，不眠を訴える顧客に対し，医師の治療が必要な疾患や状態であるかを判断すること，さらに，誤った薬剤の使用をさせないことである．つまり，いつから続いているのか，どのように眠れないのか（入眠しにくいのか，途中で起きてしまうのかなど），ほてり・のぼせ感や抑うつ気分，いらいら感，ムズムズする感じなど随伴する症状はないか，生理周期と同調して発現していないか，日中の眠気は強くないかなどについて詳しく聴取すべきである．また，不眠に関連する病歴や薬歴はないかも必ず確認する．

　不眠に対しては，まず生活習慣を改善させることから始め，セルフメディケーションでの対応では困難な場合に受診勧奨を行うが，それが専門診療科であると顧客も抵抗を示すことが多いと予想されるため，総合診療科も含めた対応が望ましい．

スクリーニングCHART 眠れない

■ **年齢・性別**
　↳ 41〜56歳の女性 ·· **2**

■ **主症状のモニタリング**
　↳ 慢性的に眠れない ··· **1**
　↳ 寝ている最中に何度も目が覚める ··· **6**

■ **現在服用している薬剤の確認**
　↳ 表8-1（p.103）の薬剤を使用中 ·· **1**
　↳ 降圧薬を服用している ·· **6**

■ **治療継続中の疾患の確認**
　↳ 表8-1（p.103）の疾患を治療中である ··· **1**

■ **不眠以外の症状の確認**

不眠以外の精神症状		入眠・睡眠時の状態
気分が沈んだり，憂うつな気持ちになったりする	**4**	睡眠中に毎日いびきをかく
物事に対して興味がわかない，心から楽しめないことがよくある		睡眠中に呼吸が止まることがある・窒息感がある
入眠または睡眠時に足に虫が這うようなムズムズ感があったり，足がピクピクと無意識に動くことがある	**5**	起きたときに頭が痛い
日中の眠気・倦怠感がある	**6**	

その他	
月経前に症状が出る	**3**

- BMIが25以上ある
- 血圧が高い

1 内科的疾患，薬剤の影響，精神疾患，原発性睡眠障害，睡眠覚醒スケジュール障害，薬物乱用など

患者情報
- 慢性的に眠れない（1ヵ月以上）
- 不眠を引き起こす疾患
- 不眠を引き起こす薬剤

対応
慢性的な不眠は，状況的および環境的ストレスなどが複合的に絡んでいる可能性がある．また薬剤の服用や疾患によっても引き起こされる．そのため，先入観にとらわれず，顧客から十分な聴取を行う必要がある．さらに，顧客の生活リズムにも着目すべきであり，昼夜逆転や生活リズムの乱れが生じているようであれば，その改善が重要であることの説明を行う．眠れないから，即座に眠剤の服用を希望する顧客も多いが，服用によるリスクを説明しておくことも必要である．

解説
急性の不眠症（1ヵ月未満）は，職業，人間関係，金銭，教育・学問，病気などの状況的ストレス，騒音，光，温度などの環境的ストレス，旅行による時差ぼけといった生体リズムのずれなどが原因となる[1～3]．一方，慢性（1ヵ月以上）の不眠症は，内科的疾患，薬剤，精神疾患，原発性睡眠障害，睡眠覚醒スケジュール障害，薬物乱用などのさまざまな要因（表8-1）が，単一もしくは複数関与し生じる[1,2,4]．したがって，慢性の不眠を訴える場合では，広範な要因が絡んでいるため十分な見極めが必要であることから[5]，受診勧奨が必要である．

また，1ヵ月未満の場合でも表8-1に示す疾患および薬剤は不眠の原因となるため，必ず聴取すべきである．

表8-1 不眠の原因

内科的疾患	関節症，慢性閉塞性肺疾患，甲状腺機能亢進症，癌，末期腎不全，前立腺肥大による夜間頻尿，慢性疼痛，胃食道逆流症，脳卒中，うっ血性心不全，HIV/AIDS
薬剤	抗コリン薬，気管支拡張薬（β作動薬），レボドパ，抗うつ薬（SSRIs），中枢神経系刺激薬（メチルフェニデート），ステロイド薬，MAO阻害薬，ニコチン，経口避妊薬，抗てんかん薬，インターフェロンα，プロゲステロン，抗がん薬，利尿薬，甲状腺ホルモン，β遮断薬，アトルバスタチン
精神疾患	不安障害，大うつ病または気分変調性障害，心的外傷後ストレス障害，躁うつ病または統合失調症，人格障害
原発性睡眠障害	周期性四肢運動障害，下肢静止不能症候群，睡眠時無呼吸
睡眠覚醒スケジュール障害	不規則な睡眠覚醒サイクル，時差ぼけ，交代制の勤務
薬物乱用	アルコール，薬物離脱，覚醒剤，カフェイン

（文献1より）

2 更年期障害

患者情報
- 更年期（41〜56歳）の女性

対応

不眠は，性別や年齢だけの情報で，その原因を類推することは困難であるが，更年期であろう年齢の女性の訴えには，耳を傾けるべきである．つまり，ほてり・のぼせ，発汗など特有の症状を呈していることが多いためである．一般用医薬品や漢方薬で対処が可能な顧客も多いと考えられるが，うつなど精神神経症状を併発しているとみられた場合には，即座に受診勧奨すべきである．

解説

更年期とは，性成熟状態から卵巣機能が完全に消失するまでの期間であり，日本人の閉経年齢の中央値は50.5歳，閉経年齢の10％および90％（10，90パーセンタイル）はそれぞれ45.3歳，56.3歳であると報告されている[6]．また，更年期障害の出現から閉経までの期間がおよそ4年であることから[6]，10〜90％の範囲内で考えると，更年期は41.3歳から56.3歳までの期間であるといえる．

更年期障害は，身体的因子（卵巣機能欠落），心理的因子（性格），社会的因子（ストレス環境）の3因子が複雑に絡み合って症状が形成されると考えられており，血管運動症状（ほてり・のぼせ，発汗，冷え症），精神神経症状（抑うつ気分，入眠困難，夜間中途覚醒，神経質，全身倦怠感，頭痛・頭重感），運動器・感覚器症状（肩こり，腰痛，手足の関節痛）などが出現する[7]．症状の頻度を更年期健康女性と比べると，ほてり・のぼせ，易覚醒，入眠困難，発汗は，それぞれ，4倍，3.8倍，3.3倍，3倍程度出現頻度が高い[7,8]．このように，更年期障害では不眠を訴えることが多く，また，不眠の原因となるうつ病が更年期障害を訴える患者の25％程度にみられることから[8,9]，更年期女性の不眠に対しては，更年期障害，更年期うつ，さらに，これらが合併したものの見極めが重要となる．したがって，更年期女性で不眠を訴え，さらにほてり・のぼせ，発汗などがある，もしくは，p.106 4 に示したようなうつ病の可能性が考えられるときには受診勧奨すべきである．

3 月経前不快気分障害

患者情報
- 月経前に症状が出る

対応

女性特有の症状であり，月経前不快気分障害の診断基準を参考にして，応対することが望まれる．

解説　不規則な月経周期のある女性の約75％は，月経の3～10日前から乳房痛，腰痛などの疼痛，むくみ，体重増加などの身体症状，軽度のうつ状態，いらいら感，睡眠障害といった月経前症候群症状を自覚する．しかし，医学的支援を求める人は少なく，より精神症状が顕著な月経前不快気分障害に陥る患者は月経前症候群症状を自覚する患者の3～8％であるといわれており[7,10]，月経前不快気分障害が性成熟期女性の0.48％に認められると報告されている[11]．月経前不快気分障害は，月経周期に関連し，著しい抑うつ気分，不安，神経過敏，異常食欲，頭痛

表8-2　月経前不快気分障害の診断基準

1. 過去1年間の月経周期のほとんどにおいて，以下の症状の5つ（またはそれ以上）が黄体期の最後の週に存在し，卵胞期の開始後2～3日以内に消失し始め，月経後1週間は存在しない． 　（1）～（4）のいずれかの症状が，少なくとも1つ存在する． 　　（1）著しい抑うつ気分，絶望感，自己卑下の概念 　　（2）著しい不安，緊張，「緊張が高まっている」とか「いらだっている」という感情 　　（3）著しい情緒不安定 　　（4）持続的で激しい怒り，易怒性，または対人関係の摩擦の増加 　　（5）日常の活動に対する興味の減退 　　（6）集中困難の自覚 　　（7）倦怠感，易疲労感，または気力の著しい欠如 　　（8）食欲の顕著な変化，過食，または特定の食べ物への渇望 　　（9）過眠または不眠 　　（10）圧倒される，または制御不能という自覚 　　（11）他の身体症状，例えば乳房の圧痛または腫脹，頭痛，関節痛または筋肉痛，「膨らんでいる」感覚，体重増加 2. この障害は，仕事または学校，または通常の社会活動や他者との対人関係を著しく妨げる． 　（例：社会活動の回避，仕事または学校での生産性または効率の低下） 3. この障害は，大うつ病性障害，パニック障害，気分変調性障害，または人格障害のような，他の障害の症状の単なる悪化ではない（ただし，これらの障害のどれに重なっても良い）． 4. 基準1，2および3は，少なくとも2周期の連続する前向的調査により確認される必要がある（ただし，診断はこの確認に先立ち，暫定的に行われても良い）．

（文献13より）

などを中核症状とし，症状は月経開始から1週間で消失する[12]．診断基準として表8-2に示す項目が提案されているが[13]，過去1年間の症状の出現状況や2週間の前向き調査という点にこだわらず，これら典型的症状がみられる場合には受診勧奨すべきである．

4　うつ病

患者情報
- 気分が沈んだり，憂うつな気持ちになったりする（抑うつ気分）
- 物事に対して興味がわかない，心から楽しめないことがよくある（興味・関心の減退）

対応
不眠にうつが併発していると考えられる症状を呈している場合には，受診勧奨が必要である．それは，気のせいであるというような適当な対応は決して行うべきではない．また最近では，双極性障害のようなそう状態を呈している場合も見逃してはならない．

解説
不眠を訴える患者のうち，およそ30%がうつ病であると報告されており[14]，不眠症はうつ病のリスクを2〜39倍程度増大させることが示されている[15]．一方，うつ病患者のおよそ40%に睡眠障害がみられる[16]．このように，不眠とうつ病には相互に高い関連があり，不眠を訴える場合にはうつ病の存在を常に念頭に置く必要がある．

うつ病の診断基準[17]をp.40，表2-4に示す．また，p.40，表2-5はうつ病と関連の高い身体・精神症状である[16]．簡便かつ感度の高いうつ病のスクリーニング法として二質問法（p.41，表2-6）が提案されており[18, 19]，いずれか一方，もしくは両方ない場合にはうつ病は否定的である．ただし，DSM-IVや二質問法では2週間以上または1ヵ月続くうつ症状を対象としているが，うつ症状が2週間続かない，もしくは，典型的な大うつ病を発症していなくても今後うつ病が発症・増悪する可能性を考慮すべきであり，軽症うつ病もしくはそれに準じるものとして考え対応すべきである[20〜22]．

抑うつ気分などといったうつ症状の聴取は細心の注意が必要であり，p.41，表2-7のような聞き取り方[23, 24]が良いと思われる．また，聴取の際にはp.41，表2-8のような正常反応としてのうつ状態とうつ病の違い[25]に注意すべきである．

5 Restless legs syndrome（下肢静止不能症候群，むずむず脚症候群），周期性四肢運動障害

患者情報

- 入眠時や睡眠時に足に虫が這うようなムズムズ感があって足を動かしたくなったり，足がピクピクと無意識に動くことがある（動いていると指摘されたことがある）．

対応

下肢静止不能症候群，むずむず脚症候群および周期性四肢運動障害であるというような判断を行うことは，非常に困難である．また，不眠という訴えにマスクされて，そのような症状を随伴していることを聞き出すまでに至らないことも多いと考えられるため，これらの疾患の可能性を考慮に入れて不眠の要因を引き出すことも大切である．

解説

Restless legs syndrome（RLS）は，夜間，主に下肢を中心に動かしたいという強い欲求とこれに随伴する不快な異常感覚を生じる疾患であり，睡眠障害の中でも有病率が高く，欧米人では人口の5～15％，アジア人では3～5％程度存在するといわれている[26～29]．表8-3はRLSの臨床的特徴である[30]．異常感覚は，「ムズムズする感じ」，「かゆいような感じ」，「しびれるような感じ」，「虫が這うような感じ」などのように表現され，これは皮膚表面ではなく比較的深部に生じる[31]．また，RLS症状は夕方もしくは夜間に出現・増悪するが，夜間後半から早朝には軽減・消失する[26]．これらの症状により患者は入眠障害および中途覚醒時の再入眠障害を訴えるが，RLS患者の半数以上が周期性四肢運動（periodic limb movements：PLM）を合併しており[32]，睡眠中の母指背屈を伴う足関節の屈曲運動（著しい場合には下腿全体での蹴るような運動）といった不随意運動が生じる[26]．RLSとの関連があるものとして，透析，妊娠，鉄欠乏，末

表8-3 RLSの臨床的特徴

診断学的特徴	・不快な下肢の異常感覚に伴って，もしくはそれが原因となって，下肢を動かしたいという欲求が生じる． ・下肢を動かしたい欲求や異常感覚は，横になったり座ったりといった安静時や非活動時に出現もしくは増悪する． ・下肢を動かしたい欲求や異常感覚は，歩行やストレッチといった運動により，部分的もしくは完全に改善する． ・下肢を動かしたい欲求や異常感覚は，日中よりも夕方・夜間に増悪する，もしくは，夕方・夜間にのみ生じる．
補助的な臨床的特徴	・家族歴がある． ・ドパミン治療に反応する． ・周期性四肢運動（periodic limb movements：PLM）がある（不眠時や睡眠中）．

（文献30より）

梢神経障害などがある[26, 31]．

周期性四肢運動障害（periodic limb movement disorder：PLMD）は，PLM多発のために中途覚醒し，睡眠の量あるいは質的低下により，日中の眠気や倦怠感を呈する[33]．Punijabiらの調査では，PLMDの有病率は2.6%と報告されている[34]．

厚生省精神・神経疾患研究委託費「睡眠障害の診断・治療及び疫学に関する研究」研究班が，全国11総合病院の新患外来患者約6,000例を対象に行ったアンケート調査から，夜間に足がピクピク動いたり（PLMが示唆される），ムズムズして不快な気分になる（RLSが示唆される）と回答した人は1.6%であり，とくに60歳以上では9.1%であったと報告されている[35]．不眠を訴える顧客で，このような異常感覚があったり，不随意運動を自覚もしくは指摘されており，RLSの特徴的症状や強い日中の眠気および倦怠感があるような場合には受診勧奨する．

6 閉塞型睡眠時無呼吸症候群 (obstructive sleep apnea syndrome：OSAS)

患者情報
- 睡眠中に毎日いびきをかく（習慣性いびき）
- 睡眠中に呼吸が止まることがある・窒息感がある（睡眠中の呼吸停止・窒息感）
- 日中の眠気・倦怠感がある
- 寝ている最中に何度も目が覚める（睡眠時中途覚醒）
- 起きたときに頭が痛い
- BMIが25以上ある
- 血圧が高い，高血圧の薬を飲んでいる

対応
睡眠中のいびきや呼吸停止は，顧客本人が気づかず，他者から指摘されて認識するものと考えられる．それに加えて，日中の眠気や血圧が高いなどの症状がある場合には，安易に眠剤の服用を勧めることは好ましくなく，受診勧奨すべきである．

解説
睡眠時無呼吸症候群（sleep apnea syndrome：SAS）は，呼吸中枢の障害による呼吸筋（横隔膜）の停止で無呼吸となる「中枢型」と，上気道（とくに咽頭部）の閉塞で無呼吸となる「閉塞型」に大別され，実際の臨床で遭遇するほとんどは閉塞型（図8-1）である[36]．SASの有病率は成人男性で4%，女性で2%であると報告されている[37]．特徴的な症状としては，いびき（93〜100%），無呼吸（75〜92%），日中の過度の眠気（70〜83%），睡眠時の中途覚醒（35〜60%），起床時の頭痛（30〜35%）などがある[38, 39]．

OSASの診断にはポリソムノグラフィやパルスオキシメーターが使用されるが，その前段の問診などによる一次スクリーニングが早期発見・治療に重要であり，その方法として北村らが提案したスクリーニング手法が有用であると考えられる（表8-4）[40]．4つの項目①「習慣性いびきあ

り」または「睡眠中の呼吸停止あり」，②「日中の眠気がある」と回答，または「ESS（表8-5）[41]が11点以上」，③「OSASに関連する症状が2つ以上」，④「BMIが25以上」または「高血圧を有する」について聴取したとき，①のみでは感度0.98，特異度0.25，②のみでは感度0.83，特異度0.37，③のみでは感度0.86，特異度0.52であり，①〜③のうち2つ以上ある場合には，感度0.93，特異度0.57である．さらに④を加え，①〜④のうち2つ以上ある場合には，感度0.98，特異度0.42，

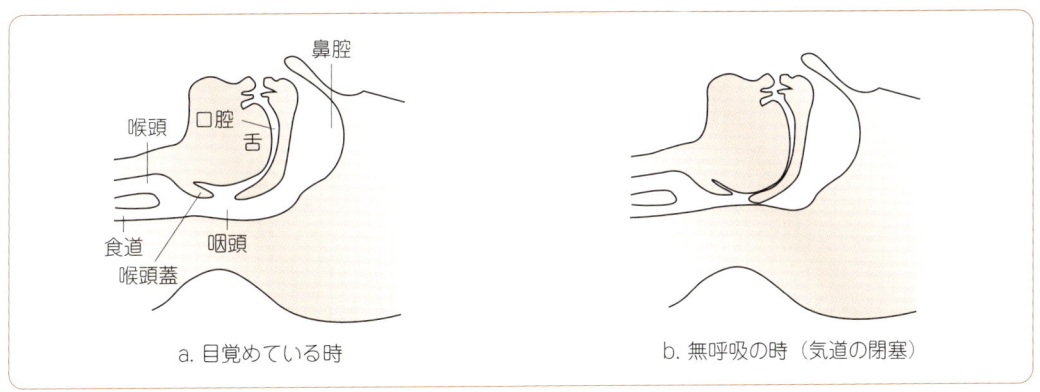

図8-1 無呼吸時の気道の閉塞

a. 目覚めている時　　　b. 無呼吸の時（気道の閉塞）

表8-4 OSASスクリーニングの聴取項目

①「習慣性いびきあり」または「睡眠中の呼吸停止あり」
「習慣性いびきあり」：下記の3〜4と回答したもの
睡眠中にいびきは，
1：ほとんどかかない
2：ときどきかくが激しくない
3：毎日かくが激しくない
4：毎日激しいいびきをかく
「睡眠中の呼吸停止あり」：下記の2〜3と回答したもの
睡眠中に呼吸が止まることが，
1：ない
2：たまにある
3：よくある
②「日中の眠気がある」と回答，または「Epworth sleepiness scale（ESS）≧11」であったもの
③「OSASに関連する症状がある」：下記のうち2項目以上
1：睡眠中の窒息感やあえぎ呼吸
2：睡眠中の頻回の完全覚醒
3：熟睡感の欠如
4：日中の倦怠感
5：集中力の欠如
④「BMI≧25」または「高血圧を有する」
BMI：体重（kg）／身長（m）²
高血圧：「収縮期血圧≧150mmHgまたは拡張期血圧≧90mmHg」もしくは「降圧薬を服用している」として判定

（文献40より改変）

表8-5 日本語版 Epworth sleepiness scale （ESS）質問票（11点以上：眠気あり，16点以上：重症）

もし，以下の状況になったとしたら，どのくらいうとうとする（数秒～数分眠ってしまう）と思いますか．
最近の日常生活を思い浮かべてお答え下さい．
以下の状況になったことが実際になくても，その状況になればどうなるかを想像してお答え下さい．（1～8の各項目で○は1つだけ）
すべての項目にお答えしていただくことが大切です．
できる限りすべての項目にお答え下さい．

	うとうとする可能性			
	ほとんどない	少しある	半々くらい	高い
1) 座って何かを読んでいるとき（新聞，雑誌，本，書類など）	0	1	2	3
2) 座ってテレビを見ているとき	0	1	2	3
3) 会議，映画館，劇場などで静かに座っているとき	0	1	2	3
4) 乗客として1時間続けて自動車に乗っているとき	0	1	2	3
5) 午後の横になって，休息をとっているとき	0	1	2	3
6) 座って人と話しているとき	0	1	2	3
7) 昼食をとった後（飲酒なし），静かに座っているとき	0	1	2	3
8) 座って手紙や書類を書いているとき	0	1	2	3

（文献41より）

①，②，④のうち2つ以上ある場合には，感度0.90，特異度0.62であり，このときもっとも良好な診断精度が認められている．「①～③のうちの2つ以上」，もしくは「①，②，④のうちの2つ以上」のどちらがよいかは，それぞれにおいて④または③を補助的もしくは③を細分しておいたときの詳細な値がないために判断しかねるが，セルフメディケーション領域での受診勧奨という点で考えると，若干特異度は低いが感度がもっとも高い「①～④のうち2つ以上」がよいと思われる．ただし，いびきや無呼吸については自覚していないことが多いため，睡眠を共有する人（ベッドパートナー）からの情報が重要となることに注意すべきである．

経過観察または薬物治療

不眠に対しては，以下のように生活習慣を改善させることが重要であり[42]，これでも症状の改善が認められない場合には受診勧奨する．

①毎日同じ時間に起床する．

②就寝4〜6時間前にカフェイン（コーヒー，お茶など）を摂取しない．

③喫煙を控える．とくに就寝前や夜間に目が覚めたときは避ける．

④寝酒を控える．（中途覚醒を引き起こすため）

⑤就寝前におなかにたまるぐらいの食事を摂らない．

⑥夕方に定期的な運動を行う．就寝3〜4時間前に激しい運動を行わない．

⑦就寝中の騒音や明かりを極力抑え，部屋を適温にする．

⑧時計の音が気になる場合には，ベッドまたは布団から遠ざける．

一過性の不眠に対してジフェンヒドラミンの製品が市販されているが，常用量または過量服用による有害事象が報告されている[43〜49]．また，服用し続けた結果，医師による適切な早期診断・治療が遅れるとの指摘もある[43, 50]．このことを常に念頭に置く必要があり，安易に使用させるべきではない．

参考文献

1) Ramakrishnan K et al：Am Fam Physician, 76：517-526, 2007
2) National Heart, Lung, and Blood Institute Working Group on Insomnia：Am Fam Physician, 59：3029-3038, 1999
3) NIH Consens State Sci Statements, 22：1-30, 2005
4) Schenck CH et al：JAMA, 289：2475-2479, 2003
5) 総合外来初診の心得21か条．医学書院, 2002
6) 玉田太郎：日本医事新報, 3737：25-28, 1995
7) 赤松達也：日本医事新報, 4201：6-10, 2004
8) 赤松達也ほか：日産婦誌, 48：806-812, 1996
9) 後山尚久：Pharma Medica, 19：23-34, 2001
10) Steiner M：Gen Hosp Psychiatry, 18：244-250, 1996
11) 後山尚久：Hormone Frontier in Gynecology, 11：149-160, 2004
12) 柳田 浩ほか：治療, 87：507-513, 2005
13) DSM-IV　精神疾患の診断・統計マニュアル．医学書院, 1996
14) Breslau N et al：Bio Psychiatry 39：411-418, 1996
15) Taylor DJ et al：Behav Sleep Med, 1：227-247, 2003
16) Sugahara H et al：Psychiatry Res, 128：305-311, 2004
17) DSM-IV　精神疾患の分類と診断の手引．医学書院, 1995
18) Whooley MA et al：J Gen Intern Med, 12：439-445, 1997
19) 鈴木竜世ほか：精神医学, 45：699-708, 2003
20) 野村総一郎ほか：日本医学会シンポジウム記録集, 45-49, 2005
21) 千田要一ほか：治療, 87：467-471, 2005
22) 尾崎紀夫：日経メディカル, 2005年3月号：132-133, 2005
23) 尾崎紀夫：日本医学会シンポジウム記録集, 61-65, 2005
24) 横山富士男ほか：成人病と生活習慣病, 36：258-261, 2006
25) 藤原修一郎：治療, 87：541-546, 2005
26) 井上雄一：医学のあゆみ, 215：174-179, 2005
27) Ohayon MM et al：J Psychosom Res, 53：547-554, 2002
28) Mizuno S et al：J Sleep Res, 14：43-47, 2005
29) Mizuno S et al：Psychiatry Clin Neurosci, 59：461-465, 2005
30) Hening WA et al：Sleep, 27：560-583, 2004
31) 井上雄一：Prog Med, 24：993-998, 2004
32) Bassetti CL et al：Eur Neurol, 45：67-74, 2001
33) 内村直尚：臨床と研究, 82：789-791, 2005
34) Punijabi NM et al：Sleep, 23：471-480, 2000
35) 睡眠障害の診断・治療及び疫学に関する研究．7-23, 1996
36) 赤柴恒人：日本医事新報, 4248：1-6, 2005
37) Young T et al：N Engl J Med, 328：1230-1235, 1993
38) 榊原博樹ほか：日本臨床, 58：1575-1586, 2000
39) 新島邦行ほか：日本呼吸管理学会誌, 13：450-453, 2004
40) 北村拓郎ほか：口咽科, 13：349-356, 2006
41) 福原俊一ほか：日呼吸会誌, 44：896-898, 2006
42) National Heart, Lung, and Blood Institute Working Group of Insomnia：Am Fam Physician, 59：3029-3038, 1999
43) 宮地伸吾ほか：精神科治療学, 20：641-645, 2005
44) 白井知佐子ほか：中毒研究, 18：291-292, 2005
45) 杉原衣美ほか：中毒研究, 18：292, 2005
46) 柳井真知ほか：日本小児救急医学会雑誌, 4：106, 2005
47) 菖蒲川紀久子ほか：中毒研究, 18：214-215, 2005
48) 品川麻由子ほか：精神神経学雑誌, 2006：S360, 2006
49) 平田裕子ほか：精神神経学雑誌, 108：203, 2006
50) 伊藤 洋：クリニカルプラクティス, 24：869-872, 2005

9 肩・腰・膝・筋肉が痛い

　肩，腰，膝，筋肉を痛めることは，ごく一般的で，胎動の有無にかかわらずよく経験することである．これらの痛みは予後が良好なものが多く，治療を行わなくても自然に回復するものがほとんどである．しかし，痛みがあるからといってその部分に病変があるとは限らず，別の部位の病変が別の場所に痛みとして現れたり，また，重篤な予後を導く疾患によって痛みが生じていることも考えられるため，症状を安易に捉えるべきではない．

　まずは，痛みの発生した原因（転倒，スポーツ，事故など）について注意深く聴取し，また，動きによって痛くなるのか，安静にしていても痛むのか，しびれ感はないか，筋力が著しく弱くなっていないかなど，痛みとそれに随伴する症状について詳細に確認すべきである．さらに，スタチン系薬剤による横紋筋融解症などのように，薬剤によって生じる症状についても注意すべきであり，薬歴も必ず聴取することを忘れてはならない．

　急性の痛みに対してはNSAIDsの内服もしくは外用剤の塗布・貼付が有用であるが，外用剤のうち有用性が認められているのはフェルビナクとケトプロフェンである．このようなNSAIDsの使用は基本的に1週間，長くて2週間とし，それ以上使用しても効果が得られないときには受診も考慮するよう指導することが重要である．

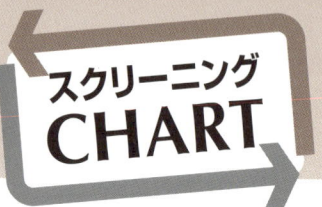

スクリーニング CHART 肩・腰・膝・筋肉が痛い

■ 肩の痛み

- 急性の激しい肩の痛み …………………………………………………… **1**
- 首や肩の動きで，痛みは強くならず，痛みの場所が漠然としている …… **1**
- 首や肩の動きで，肩や手に痛みが生じる，または痛みが強くなる ……… **2**
- 腕を曲げる力が弱い ……………………………………………………… **2**

■ 膝の痛み

- 転倒・事故・スポーツなどが原因の怪我による，膝の痛みと腫れ ……… **6**
- 膝にはほとんど腫れはなく関節を押しても痛くないが，膝のほか腰にも痛みがある …… **7**
- ベッドで横になり寝返りをうたず，じっとしていても膝が痛む ………… **8**

■ 筋肉の痛み

- 前日に体をたくさん動かしたなどの理由がなく，筋肉が痛む …………… **9**
- 全身の筋肉が痛い ………………………………………………………… **9**
- 布団から起き上がりにくい，階段が昇りにくい ………………………… **9**
- 手荷物が普段より重たく感じられる …………………………………… **9**
- 表9-4（p.125）の薬剤を使用中 ………………………………………… **9**

■ 腰の痛み

- → 腰の骨を押すと痛い ······ 3
- → ベッドで横になり寝返りをうたず，じっとしていても腰が痛む 3 5
- → 50歳以上である ······ 3
- → 外傷がある ······ 3
- → 骨粗鬆症である ······ 3
- → ステロイド薬を使用した ······ 3
- → 尿が出ない ······ 3
- → 自転車のサドルに接する部分の感覚が鈍く感じる ······ 3
- → 足に痛みやしびれがある ······ 3
- → 下肢に痛みやしびれがある ······ 4
- → 足に痛みやしびれがある ······ 4
- → ダイエットをしていないのに体重が減った ······ 3
- → 熱がある ······ 3

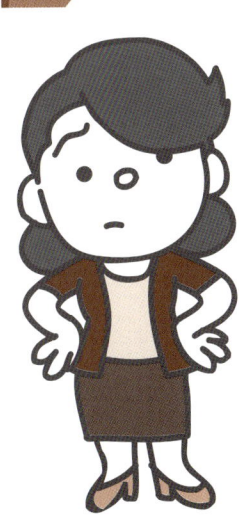

1 内臓疾患，骨折，脱臼

患者情報
- 急性の激しい肩の痛み
- 首や肩の動きで，痛みは強くならず，痛みの場所が漠然としている

対応
急性の激しい肩の痛みでは，骨折や脱臼などが疑われるが，外傷の記憶がなく肩が痛い場合，内臓疾患がもとで漠然とした痛みが発生している可能性がある．整形外科領域の疾患を想像しがちであるが，そうでない場合があることに留意し，顧客から既往歴を聴取して対応する必要がある．

解説
急性の激しい肩の痛みは，内臓疾患，骨折や脱臼などを疑わせる所見である[1〜3]．肩の変形，発赤，腫脹などがなく，痛みが自発痛の場合では，心筋梗塞などの内臓疾患の関連痛や帯状疱疹などが考えられ[1,2]，主として運動時痛で，外傷歴のある場合では骨折や脱臼などが疑われる[1]．

痛みには，病変部位に感じるものと病変部位から離れた部位に生じるものがあり，後者には，放散痛と関連痛がある．放散痛とは，部位Xから脳に行く神経の途中に病変があり，部位Xに痛みを感じる場合であり，関連痛とは，部位Xから脳へ向かう神経と病変のある部位から脳へ向かう神経が一緒になるとき，部位Xに痛みを感じる場合を指す．

関連痛は，内臓からの痛みが脊髄へ伝わり，脊髄で2次ニューロンへシナプス結合する段階で，皮膚からの感覚神経路と信号が収束することによって起こる．これによって，内臓からの痛み刺激が皮膚の痛みと知覚される現象で，この皮膚の痛みは，離れた部位へも放散することが多い（例えば，肝臓，胆のう，十二指腸からは右上腕や肩甲骨部へ放散することがある）．

内臓疾患による関連痛では，頸部および肩関節の運動によって増強せず，疼痛の部位が限局されず漠然としているのが特徴である[2,4]．原因となる内臓疾患によって，図9-1および表9-1のような痛みの特徴がある[2,5]．緊急度・重篤度の高い疾患を見逃さないためにも，内臓疾患からの関連痛を常に念頭に置く必要がある[6]．

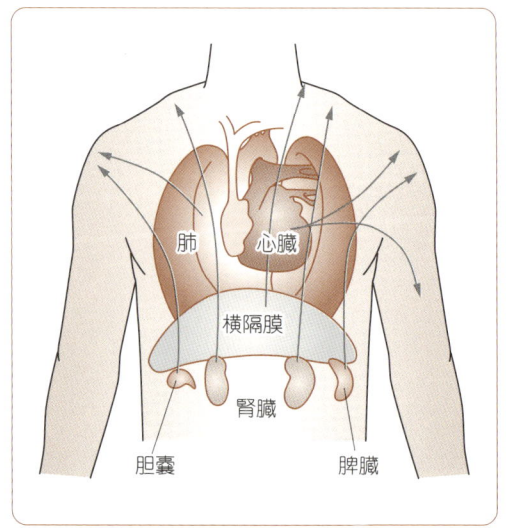

図9-1 内臓からの関連痛　　（文献2, 4より）

表9-1 内臓疾患による肩の痛みとその特徴

病変部位	肩部周辺への関連痛	疾患例	症状
食道	左鎖骨上窩・腋窩部	食道潰瘍	嚥下障害，嚥下痛，胸やけ
胆嚢，十二指腸	右上腕・肩甲骨部	胆嚢炎	悪心・嘔吐，右上腹部圧痛，発熱，Murphy徴候（右上腹部肋骨の圧迫化で深呼吸した際に痛みの増強により呼吸が止まる）
		十二指腸潰瘍	心窩部痛，夜間に覚醒する痛み，食事で軽減する痛み
心臓	左腋窩・上腕内側部	安定狭心症	胸部不快感，窒息感，胸痛（2～5分間程度持続）
		心筋梗塞	胸痛，四肢の発汗や冷感，顔面蒼白
上行大動脈	右頸部	大動脈解離	突発性の激痛（発汗を伴う），呼吸困難，脱力
横行・下行大動脈	左頸部・肩部	大動脈解離	

（文献2，4，7より）

2 頸椎・頸髄・神経根の疾患

患者情報
- 首や肩の動きで，肩や手に痛みが生じる，または痛みが強くなる（頸部運動による増悪）
- 腕を曲げる力が弱い（肘屈曲力の低下）

対応
首・肩を動かした際に痛いのか，どのような体位によるのかは，よく聴取する．ある一定の動きで強烈な痛みが走ることが判明しているならば，貼付剤による対応では困難であることを顧客に伝える．

解説
頸椎外傷，頸部椎間板疾患，頸椎症などのような頸椎・頸髄・神経根の疾患により第4，5，6頸神経根が刺激されると肩部，腕・前腕外側，母指，示指に痛みが生じる[2, 7]．痛みは後屈のような頸部の運動や長時間の前屈位の保持で悪化する特徴がある[2]．第5，6頸神経は上腕二頭筋を支配しており，頸椎・頸髄・神経根の疾患によりこれらが障害されると上腕の屈曲力が低下するため，脇を締めさせた後，抵抗下に上腕の屈曲力を評価し，低下が認められる場合には頸椎・頸髄・神経根の疾患が疑われる[2]．

3 馬尾症候群，切迫骨折，脊椎腫瘍，感染性脊椎炎

患者情報

- 50歳以上
- 外傷の既往
- 骨粗鬆症の既往
- ステロイド薬の使用
- 尿が出ない（尿閉）
- ベッドで横になり寝返りをうたないで，じっとしていても腰が痛む（安静時痛）
- 自転車などのサドルに接する部分の感覚が鈍く感じる（仙骨・肛門周辺部の知覚異常，サドル麻痺）
- 足に痛みやしびれがある
- ダイエットをしていないのに体重が減った
- 熱がある
- 腰の骨を押すと痛い

対応

足腰が痛いうえに，発熱や尿閉などの内科的な症状が随伴する場合，患部の炎症が考えられるため，受診勧奨が必要である．

解説

腰痛を訴える場合には，表9-2に示す"Red Flag"所見について必ず確認し，馬尾症候群，切迫骨折，脊椎腫瘍，感染性脊椎炎が示唆される場合には受診勧奨が必要である．

表9-2 腰痛の"Red Flag"所見とそれに対応する疾患（○で記載）[感度，特異度]

所見	馬尾症候群	切迫骨折	脊椎腫瘍	感染性脊椎炎
年齢＞50歳		○ [0.84, 0.61]	○ [0.77, 0.71]	○ [0.84, 0.61]
年齢＞70歳		○ [0.22, 0.96]		
発熱				○ [0.27-0.83, 0.98]
脊椎の圧痛				○ [0.86, 0.60]
静注薬の常用，尿路感染，皮膚感染				○ [0.40, －]
外傷		○ [0.30, 0.85]		
安静で軽快しない痛み			○ [＞0.90, 0.46]	○
尿閉	○ [0.90, 0.95]			
坐骨神経痛，知覚障害，下肢の運動麻痺	○ [0.80, －]			
仙骨・肛門周辺部の知覚障害（サドル麻痺）	○ [0.75, －]			
説明不能な体重減少			○ [0.15, 0.94]	
癌の既往			○ [0.31, 0.98]	
骨粗鬆症の既往		○		
免疫抑制薬の使用				○
ステロイド薬の使用		○ [0.06, 0.995]		○

（文献8〜11より）

4 椎間板ヘルニア，腰部脊柱管狭窄症

患者情報
- 主な痛みの部位：腰
- 下肢の痛みやしびれ
- 足に痛みやしびれがある

対応
足腰の痛みが，安静時もしくは動作時に痛みが変化するかについてよく聴取する．特異的な状況により痛みが増強することが判明しているのであれば受診勧奨が必要である．

解説
下肢の痛みやしびれを伴う腰痛では，椎間板ヘルニアや腰部脊柱管狭窄症などが示唆される[12]．

椎間板ヘルニアによる痛みは安静で軽減し，動作により増強するが，前屈や寝返り，坐位および立位の持続によって増強し，咳やくしゃみによって放散痛を生じるのが特徴である[13]．急性腰痛を訴える患者の4％程度が椎間板ヘルニアであるが，椎間板ヘルニアの患者のほとんどで坐骨神経痛を示し，その感度は0.95，特異度は0.88である[8, 10]．

腰部脊柱管狭窄症は，腰痛だけでなく強い下肢部痛を示し（感度0.65，特異度0.67[9]），後屈により痛みが増強するが，前屈や坐位により痛みが軽減する[13]（感度0.46，特異度0.93[9]）．間欠跛行（安静や休息などで痛みが消失するが，歩行により痛みが再出現または増悪する状態）がみられることがあるが，前屈などの姿勢の変化により痛みが軽減しない場合には閉塞性動脈硬化症が考えられる[13]．

5 内臓疾患

患者情報
- ベッドで横になり寝返りをうたないでじっとしていても腰が痛む（安静時痛）

対応
腰が痛い場合，安静時か動作時かをよく聴取することは，重要である．必ずしも整形外科領域の疾患でないこともあり，安静時痛では，内臓に疾患を有している可能性が高く受診勧奨が必要である．

解説 安静で軽減しない腰痛では，内臓疾患が示唆される[14]．内臓疾患による腰痛としては，内臓などの深部組織の刺激によって発生する痛覚が，求心神経が入る脊髄の同一の皮膚節に属する体表に投射される関連痛として，または，刺激を発生した臓器のある部位より離れた皮膚上に感じる放散痛として認められる[15]．

表9-3は，内臓の病変部位とそれによる関連・放散痛，さらに代表的な疾患例の症状である[7, 15, 16]．安静時痛に加え，疼痛部位および症状を聴取し，内臓疾患が示唆されるときには受診勧奨する．なお，安静時痛については，「ベッドで横になっても痛みますか？」と聞くと，横になり寝返り時に痛むときにも，「ハイ」と答えることが多いため，「ベッドで横になり寝返りをうたないでじっとしていても痛みますか？」と聞くほうがよい[17]．

表9-3 内臓疾患による腰の痛みとその特徴

病変部位	腰背部周辺への関連・放散痛	疾患例	症状
十二指腸	背側正中，傍脊椎部	十二指腸潰瘍	心窩部痛，夜間に覚醒する痛み，食事で軽減する痛み
胆嚢	右背部	胆嚢炎	悪心・嘔吐，右上腹部圧痛，発熱，Murphy徴候（右上腹部肋骨の圧迫化で深呼吸した際に痛みの増強により呼吸が止まる）
膵臓	背部	急性膵炎	上腹部（心窩部）痛，悪心・嘔吐，腹部膨隆
		膵臓癌	心窩部痛や左右季肋骨部痛，体重減少，黄疸
腎臓	傍脊椎部	腎盂腎炎	発熱，悪寒戦慄，肋骨脊柱角の叩打痛，嘔気・嘔吐
		尿路結石	腰背部〜側腹部・下腹部痛，血尿，排尿障害，嘔気・嘔吐
大動脈	腰部	大動脈解離	突発性の激痛（発汗を伴う），呼吸困難，脱力

（文献7，15，16より）

6 骨折，靱帯損傷，半月板損傷

患者情報
- 転倒，事故，スポーツなどで怪我をしてしまい，膝に痛みと腫れがある

対応
外傷による膝の痛みは，時間とともに腫れや炎症が進行するために受診勧奨が必要である．

解説 外傷を契機とした腫脹のある急性の膝の痛みには，骨折，靱帯損傷，半月板損傷が疑われる[18, 19]．これらは，転倒や交通事故，スポーツ（スキー，バスケットボール，サッカー，柔道，アメリカンフットボールなど）での急激な方向転換，ジャンプ・着地動作，ストッ

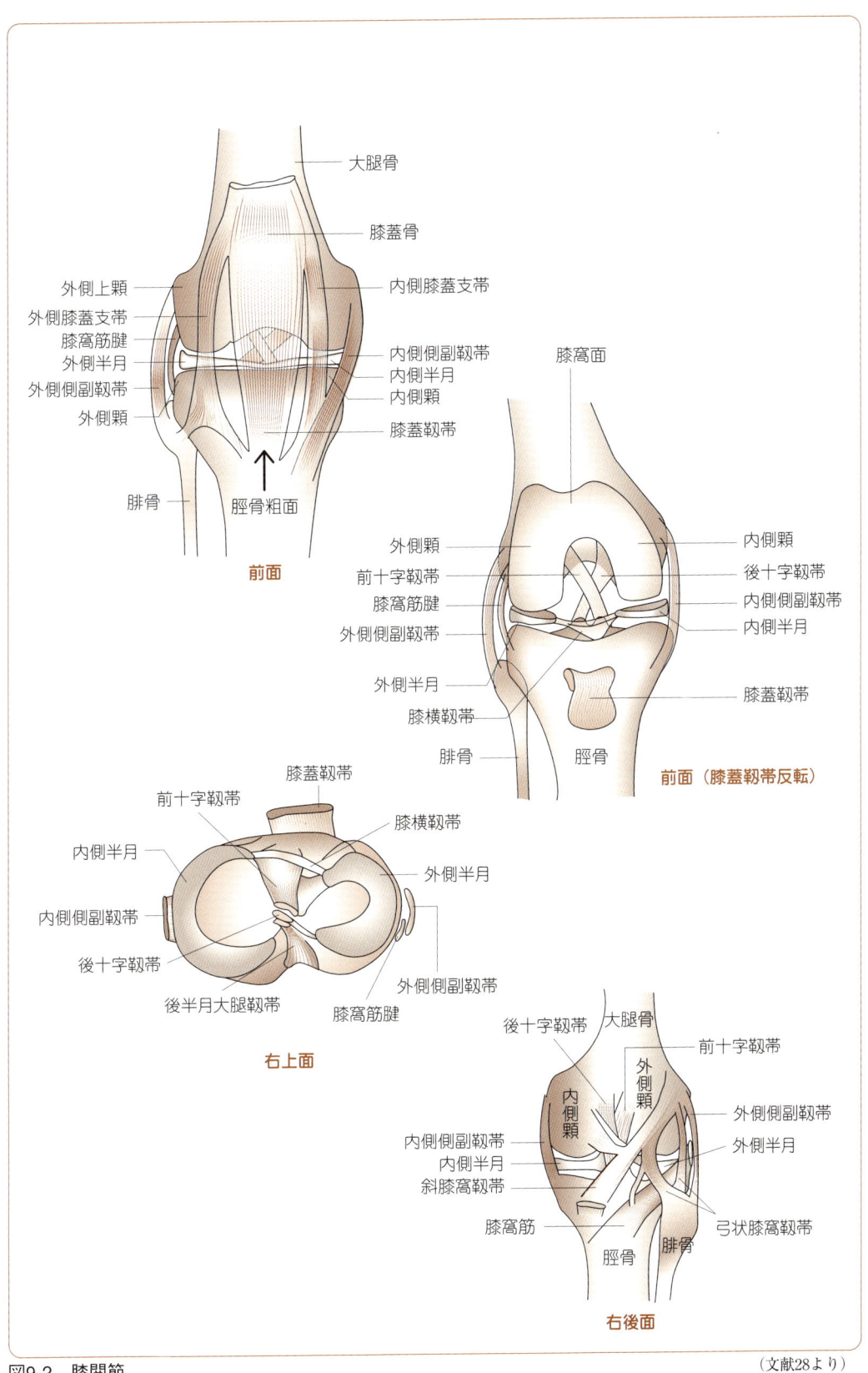

図9-2　膝関節

プ動作，接触などによって生じるため[20~22]，契機となった原因について聴取することが重要である．しかし，中高齢者での半月板損傷では，関節構成体の加齢的退行変性が基盤となり，明確な誘因がない場合や軽微な受傷で発症することが多いことに注意すべきである[23]．

半月板損傷では，膝の疼痛・腫脹，半月板の断裂片が膝関節にはさみこまれるなどして生じる膝の伸張および屈曲の制限（locking：嵌頓症状），「関節にものがはさまってはじけるような感じ」と表現されるsnapping（弾発現象），giving away（膝くずれ：不意にガクッと膝の力が抜ける現象），関節裂隙の圧痛が認められる[18, 22, 24]．

前十字靱帯，後十字靱帯，内側側副靱帯，外側側副靱帯のうち，前十字靱帯損傷はスポーツにより生じることが多い[22, 25]．膝前十字靱帯損傷[22, 26, 27]は，受傷時に断裂音・断裂感および痛みを感じ，数時間で関節が腫脹する．通常，1～2週間で疼痛と腫脹は軽減するが，活動性を高めるとgiving awayが生じ，軽微な受傷機序で関節の血腫や水腫をくり返し，半月板損傷が引き起こされる．

後十字靱帯損傷は，膝前方から後方への押し込み力が作用した際に生じるが，中高年が前方に転倒した際に膝をついたときにも生じることがあり[19]，しゃがみ動作から立ち上がるときの不安定感がある[18, 25]．また，内側側副靱帯損傷では外反動揺性，外側側副靱帯損傷では内反動揺性が認められる[18, 25]．

7 椎間板ヘルニア，腰部脊柱管狭窄症

患者情報
- 主な痛みの部位：膝
- 膝にはほとんど腫れはなく関節を押しても痛くないが，腰に痛みがある

対応
痛みは疾患部位に限局するとは限らず，放散痛として生じることもある．それらの場合，ほかの部位に障害があると考えられ，局所特異的なセルフメディケーションでは対応は困難であり，受診勧奨が必要である．

解説
P.119 **4** で述べたように，椎間板ヘルニアや腰部脊柱管狭窄症では下肢部痛が生じるが，L3およびL4神経根の障害では膝への放散痛が生じる[7, 29]．椎間板ヘルニアや腰部脊柱管狭窄症に特徴的な腰痛があり，膝の局所所見に乏しい膝の痛みがある場合は，神経根障害による放散痛が疑われる[30]．

8 結晶誘発性関節炎，化膿性関節炎，突発性骨壊死

患者情報
- ベッドで横になり寝返りをうたないで，じっとしていても膝が痛む（安静時痛）

対応
安静時でも膝が痛い場合，関節の炎症による腫脹である可能性が高い．現在，膝関節によいとされるサプリメントが多く発売されているので，それらを服用しているのかについて聴取する．また，医療用医薬品を服用していることで関節炎の悪化を惹起している可能性もあり，受診勧奨の際に情報提供を行うことも必要である．

解説
強い安静時痛がある場合には，ピロリン酸カルシウム結晶や尿酸結晶による結晶誘発性関節炎，関節穿刺や関節内注射後に発症しやすい化膿性関節炎，大腿骨内側顆に生じる突発性骨壊死が示唆される[30, 31]．

1. 結晶誘発性関節炎[7, 32, 33]

ピロリン酸カルシウムの沈着による結晶誘発性関節炎（偽痛風）は，60歳以上に多くみられる．発症部位としては膝関節がもっとも多く，手関節，肩関節，足関節，肘関節，手にも発症する．単関節から複関節に生じ，腫脹と疼痛が主な症状であり，50％程度に微熱がみられ，ときには40℃の高熱となることもある．

尿酸結晶による結晶誘発性関節炎（痛風）は，中年以降の男性と閉経後の女性に好発するが，通常，痛風発作は第一中足趾節関節を好発部位とする局所の激しい疼痛，腫脹，発赤を伴う単関節炎であるが，閉経後の女性および高血圧でアルコールを多飲する男性では，足根関節，足関節，膝関節などの多関節型の痛風がみられることもある．アルコールの多飲，激しい運動，あるいは尿酸排泄薬の開始・中断による血清尿酸値の急激な変動などが痛風発作の誘因になる．

2. 化膿性関節炎[7, 34]

患者の90％は単関節の障害であり，関節周囲に広がる中等～重度の持続する疼痛や腫脹などがみられる．多くは膝関節であり，ついで股関節，まれに肩関節，手関節，肘関節に生じる．38.3℃～38.9℃の発熱（ときにこれ以上）をきたすことが多い．成人では膝関節が血行性感染することはまれで，関節穿刺や関節内注射を行った後に発症することが多い．

3. 突発性骨壊死[30, 34, 35]

60歳以上の高齢者で肥満の女性で多くみられ，急性の強い疼痛，歩行時痛，大腿骨顆部または関節裂隙に圧痛が認められる．ステロイド薬の投与に続発するものも多く，内服や局所注射の有無を確認する必要がある．

9 多発性筋炎，皮膚筋炎，封入体筋炎，低カリウム血症，甲状腺機能低下症，横紋筋融解症，リウマチ性多発筋痛症，線維筋痛症

患者情報
- 筋肉障害を引き起こす病歴および薬歴
- 前日などに体をたくさん動かして筋肉が痛むのではなく，痛みの原因がわからない（明確な原因が不明の筋肉痛）
- 体中の筋肉が痛い［多発性（全身性）の筋肉痛］
- 布団から起き上がるのがつらい，階段が昇りにくい，手に持ったものが普段より重く感じられる（筋力低下）

対応
筋肉の痛みは，激しい運動後に生じることが一般的であるが，それらに関係なく，痛みが持続もしくは増強しているような場合には，尿の色に変化がみられることがある．このような場合には筋力低下を伴う，伴わないを問わず受診勧奨すべきである．

解説
過度の運動による生理的な筋肉痛のように，明らかに筋肉痛であり，かつその原因が明確な場合には薬物療法などを考慮しつつ経過をみればよいが[36]，明確な原因や誘因が不明，多発性（全身性）の筋肉痛，筋力低下が認められるなどのような筋肉痛の場合には，医師の診察が必要である[36〜38]．

筋力低下を伴う多発性（全身性）の筋肉痛には，多発性筋炎，皮膚筋炎，封入体筋炎，甲状腺機能低下症や横紋筋融解症および低カリウム血症のような薬剤性筋障害などがあり，筋力低下を伴わない多発性（全身性）の筋肉痛の場合には，リウマチ性多発筋痛症，線維筋痛症などが考えられる[37, 38]．

1. 筋力低下を伴う多発性筋肉痛

多発性筋炎，皮膚筋炎，封入体筋炎は，代表的な多発性筋痛症と筋力低下の原因であるが[38]，四肢の近位筋や頸部の筋力低下を生じ，筋力低下による起立・歩行障害では，「布団から起き上がるのがつらい」，「階段が昇りにくい」，「風呂に入るのがつらい」など，上肢筋力低下では，「髪がとかせない」，「手に持ったものが普段より重く感じられる」など，前頸部筋力低下では，

「頭が枕から持ち上げられない」などと訴える[37, 39]．筋力低下は左右対称性であり，汎発性である[38]．

甲状腺機能低下症でも筋力低下を認めるが，その原因として，橋本病による原発性甲状腺機能低下症が多く，バセドウ病の[131]I治療後や手術後の発症も多い[22]．甲状腺の機能低下では，①顔面の浮腫，②薄い眉毛と頭髪，乾燥した皮膚，③嗄声，④便秘，寒がり，⑤忘れっぽい，疲れやすい，などの症状がみられる[22]．

血清カリウムの低下は，筋肉痛，下肢の筋力低下，全身性の脱力，倦怠感，便秘などの臨床症状を示し，さらにカリウムが低下（2〜2.5mmol/L以下）すると，筋壊死，上行性麻痺，呼吸機能障害が生じる[7, 40]．原因としては，嘔吐や下痢，鉱質コルチコイド過剰（高アルドステロン症，クッシング症候群など），薬物などがある[3, 40]．原因となる薬物は表9-4に示すものであり，これら薬物の服用歴を必ず聴取する．

2．筋力低下を伴わない多発性筋肉痛

リウマチ性多発筋痛症は，主に50歳以上に発症し，筋力低下は示さないが，四肢近位部，頸部，肩，腰部に左右対称性の筋肉の痛みとこわばりがあり，四肢近位筋の痛みのため上肢を上げにくい[7, 22, 41]．15〜40%に側頭動脈炎が合併するといわれており，リウマチ性多発筋痛症単独では38℃を超えるような発熱を示さないが，側頭動脈炎を合併することで高熱をきたすことがある[7, 22, 41]．側頭動脈炎は，50歳以上（60歳以上が大部分）に多い疾患であり，側頭部周辺の表在性で拍動性の頭痛で，浅側頭動脈の腫脹や圧痛がみられる[7, 22, 41]．

線維筋痛症は，女性に多い疾患で，わが国では200万人以上の患者がいると見積もられており，有痛性筋骨格系疾患のなかでは，関節リウマチの患者数を大きくしのぎ，変形性関節症や骨粗鬆症などに次ぐ高い頻度で存在する疾患である[42]．線維筋痛症では，慢性で広範な骨格筋系の疼痛，こわばり，多発性の圧痛点を伴った易疲労感，睡眠障害を示し，圧痛点は広範囲で非対称性である[7, 38, 42]．痛みは肩，首，腰など1ヵ所から始まり，全身に広がり，軽度の労作でも筋肉痛を生じ，ある程度の痛みは常に存在する[7]．さらに，うつ症状，手足のしびれ，頭痛，腹痛，めまいなどの症状がみられることがある[7, 38]．

表9-4 筋障害症状の原因となる代表的な疾患とそれに関連する薬物

疾患名	関連する代表的な薬剤
横紋筋融解症[46〜48]	スタチン系薬剤（＋併用薬），抗精神病薬，ジドブジン，コルヒチン，シクロスポリン，アルコール，違法薬物（コカイン，アンフェタミン，MDMA，LSD）
低カリウム血症[37, 49]	利尿薬，カンゾウ配合製剤，下剤，ステロイド薬，β_2-交感神経作動薬，キサンチン誘導体
悪性症候群[37, 50]	抗精神病薬，制吐剤（ドンペリドン），抗うつ薬，ベンゾジアゼピン（高用量），抗パーキンソン病薬（薬剤の変更，急な減量・中断），アルコール

表9-5 横紋筋融解症の報告のある各スタチン系薬剤との組み合わせ

薬物	アトルバスタチン	フルバスタチン	プラバスタチン	シンバスタチン
フィブラート系薬剤	＋	＋	＋	＋
シクロスポリン	＋	－	＋	＋
ナイアシン	－	－	＋	＋
マクロライド系抗菌薬	＋	－	＋	＋
ジゴキシン	＋	＋	＋	＋
抗真菌薬	＋	－	＋	＋
ワルファリン	＋	＋	＋	＋

＋：報告あり，－：報告なし

(文献46より)

3. 薬剤性筋障害

スタチン系薬剤は，薬剤性筋障害を引き起こす代表的な薬剤であるが，筋障害の発症までの服用期間は，入院患者で平均1.3ヵ月（SD：0.8），外来患者で平均7.1ヵ月（SD：10），全体としては6.3ヵ月（SD：9.8, range：0.25-48.0）であり，中等～重度の筋肉痛が，汎発性や下肢のみもしくは四肢に生じ，筋力低下は生じないことが多いが，30％程度に近位筋もしくは汎発性の筋力低下がみられる[43]．また，ミオグロビン尿（赤褐色尿）は横紋筋融解症の重要な所見である．

スタチン系薬剤による筋障害は，フィブラート系薬剤，ナイアシン，ベラパミル，マクロライド系抗菌薬，シクロスポリン，アゾール系抗真菌薬などとの併用で発生のリスクが増大するといわれている[44, 45]．各スタチン系薬剤と併用薬による横紋筋融解症の報告の有無については表9-5に示す[46]．

上述した疾患の既往や表9-4に示す薬剤の薬歴を確認し，症状などを考慮したうえで受診が必要であるか判断する．

経過観察または薬物治療

肩，腰，膝，筋肉の急性の疼痛に対してはNSAIDsが有用であり[7, 51~55]，経口投与での使用ではNSAIDsの薬剤間での薬効に大きな違いはないとされている[54]．また，外用剤の使用も有用であるが，Mooreら[56]の報告によると，急性疼痛に対する使用で，プラセボと比較したときのrelative benefit［95％CI］は，ケトプロフェンで2.0［1.5-2.6］，フェルビナクでは2.0［1.5-2.7］，インドメタシンでは1.3［0.9-1.8］，それぞれのNNT（number needed to treat）［95％CI］は，2.6［2.3-3.2］，3.0［2.4-4.1］，10［5-∞］であり，ケトプロフェンとフェルビナクで有用性が認められ

たものの，インドメタシンではプラセボと比較して有意な差は認められなかった．この理由としては，懸濁条件でのヒト皮膚を介したインドメタシンおよびケトプロフェンの透過フラックスは，0.7および16μg・hr^{-1}・cm^{-2}であり，インドメタシンはケトプロフェンに比べて顕著に皮膚透過性が低いこと[57]や汗への溶解性およびパップ剤からの汗中への放出性が低いこと（ケトプロフェンは12時間でほぼ100％放出されるのに対し，インドメタシンでは10〜15％程度）[58]などが考えられる．

NSAIDsによる胃腸障害は代表的な副作用であるが，表9-6のNSAIDsによる消化管出血のリスクファクターは必ずチェックすべきであり，複数のリスクファクターが重なると6ヵ月の使用で9％以上が胃腸に関する有害障害を起こすといわれている[59]．また，重篤な血液異常，重篤な肝障害，重篤な腎障害，重篤な心機能不全，重篤な高血圧症，アスピリン喘息患者には禁忌であることや，心不全の既往のある患者は，心不全の増悪による入院のリスクがNSAIDsの服用で10倍高くなること[60]に留意し，必ず聴取する．

急性の疼痛に対するNSAIDsの使用は，基本的に1週間，長くて2週間にとどめるべきであり，十分な効果が得られない場合には，受診させる．

変形性膝関節症は多くの高齢者の膝の痛みの原因であり，初期段階で軽度の疼痛であれば対処可能であるが，上述のように1〜2週間程度で効果が得られない場合には受診させる必要がある．

変形性膝関節症は，発生頻度が50〜55歳以上で急増し，疼痛，関節腫脹，可動制限を起こす臨床経過が長期に及ぶ疾患である[61〜63]．初期では，起床時あるいは歩き始めのような動作開始時の疼痛や正座あるいは深屈曲（しゃがみこみ）のこわばり感などである[62]．動作開始時の疼痛は，動作に入ると軽減するが，症状が進行するにつれて階段昇降（とくに下降時）や長距離歩行で疼痛が増強するようになり，しだいに歩行中や立位時に持続的に感じ，軽微な安静時痛が感じられるようになる[61〜63]．変形性膝関節症に対するグルコサミンとコンドロイチンとの併用の有用性が示唆されており，ドラッグストアなどで，まるで「膝痛に対する治療薬」のごとく販促されているのをみかけるが，有用性が認められることを示した報告はあるものの，これは論文の品的問題やバイアスの影響を受けており[64, 65]，また，変形性膝関節症の痛みを軽減しないことを示す報告もあり[66]，有用性に関するコンセンサスは得られておらず，効果に関するエビデンスレベルは決して高くないことに留意すべきである．

表9-6 NSAIDs による消化管出血のリスクファクター

リスクファクター	リスクの上昇率
消化管潰瘍や出血の既往	5〜6倍
60歳以上	5〜6倍
NSAIDsの常用量の倍量投与	10倍
ステロイド薬の併用	4〜5倍
抗凝血薬の併用	10〜15倍

（文献60より）

参考文献

1) 岡田　弘ほか：Current Therapy, 23：761-765, 2005
2) 小川清久ほか：痛みと臨床, 6：418-424, 2006
3) 村尾　浩ほか：臨床リハ, 15：752-758, 2006
4) 小川清久：外科治療, 84：107-109, 2001
5) Ellenbecker T：Clinical examination of the shoulder. Elsevier Saunders, 2004
6) Campbell SM：Postgrad Med, 73：193-203, 1983
7) Harrison's Principles of Internal Medicine 16th ed. McGraw-Hill Professional, 2004
8) Kinkade S：Am Fam Physician, 75：1181-1188, 2007
9) Jarvik JG et al：Ann Intern Med, 137：586-597, 2002
10) Deyo RA et al：JAMA, 268：760-765, 1992
11) Neck and Back Pain：The Scientific Evidence of Causes, Diagnosis, and Treatment. Lippincott Williams & Wilkins, 2000
12) 高橋啓介：整形外科, 56：331-336, 2005
13) 関口美穂ほか：JIM, 14：39-45, 2004
14) 佐藤勝彦ほか：NEW MOOK 整形外科, 16：85-93, 2004
15) 林　純ほか：臨床と研究, 83：514-517, 2006
16) 分田祐順ほか：臨床と研究, 83：518-520, 2006
17) 朴　珍守ほか：リウマチ科, 34：606-610, 2005
18) 幅田　孝ほか：J MIOS, 36：2-9, 2005
19) 津村　弘：臨床と研究, 83：555-560, 2006
20) 岩噌弘志：臨床スポーツ医学, 19：985-990, 2002
21) 徳谷　聡：青森県スポーツ医学研究会誌, 3：7-10, 1994
22) 今日の診断指針 第5版. 医学書院, 2002
23) 大野雅則ほか：関西関節鏡・膝研究会誌, 7：21-24, 1996
24) 竹田　毅ほか：臨床スポーツ医学, 14：1133-1139, 1997
25) 榊原　壤：臨床リハ, 4：844-847, 1995
26) 中山義人：日本医事新報, 3778：19-24, 1996
27) 吉矢晋一：J MIOS, 36：23-29, 2005
28) これならわかる　要点解剖学. 南山堂, 2004
29) 久野木順一：骨・関節・靱帯, 16：810-820, 2003
30) 診療所マニュアル　第2版. 医学書院, 2004
31) 鈴木祐孝ほか：Pain Clinic, 23：470-477, 2002
32) 川杉　要ほか：診断と治療, 94：1189-1194, 2006
33) 樋口　博ほか：Geriat Med, 43：905-908, 2005
34) 松本秀男：東京都医学会雑誌, 58：570-577, 2005
35) 王寺享弘：J MIOS, 36：45-54, 2005
36) 當間重人：診断と治療, 94：1122-1126, 2006
37) 田村直人ほか：Modern Physician, 21：639-642, 2001
38) 10分間診断マニュアル. メディカル・サイエンス・インターナショナル, 2004
39) Primer on the Rheumatic Diseases. Arthritis Foundation, 1997
40) Gennari FJ：N Engl J Med, 339：451-458, 1998
41) めざせ！外来診療の達人. 日本医事新報社, 2006
42) 西岡久寿樹：診断と治療, 94：1173-1177, 2006
43) Hansen KE et al：Arch Intern Med, 165：2671-2676, 2005
44) 二見高弘ほか：医薬ジャーナル, 42：3038-3045, 2006
45) Thompson PD, et al：JAMA, 289：1681-1690, 2003
46) Ballantyne CM et al：Arch Intern Med, 163：553-564, 2003
47) Sauret JM et al：Am Fam Physician, 65：907-912, 2002
48) Melli G et al：Medicine, 84：377-385, 2005
49) Gennari FJ：N Engl J Med, 339：451-458, 1998
50) 三輪英人：Modern Physician, 25：983-985, 2005
51) Green S et al：BMJ, 316：354-360, 1998
52) Koes BW et al：Ann Rheum Dis, 56：214-223, 1997
53) Van Tulder MW et al：Eur Spine, 15：S64-S81, 2006
54) Gøtzsche PC：BMJ, 320：1058-1061, 2000
55) Bjordal JM et al：BMJ, 329：1317, Epub 2004 Nov 23, 2004
56) Moore RA et al：BMJ, 316：333-338, 1998
57) Cordero JA et al：J Pharm Sci, 86：503-508, 1997
58) Morimoto Y et al：Chem Pharm Bull, 52：167-171, 2004
59) Lanza FL：Am J Gastroenterol, 93：2037-2046, 1998
60) Feenstra J et al：Arch Intern Med, 162：265-270, 2002
61) 向井英一：痛みと臨床, 6：402-410, 2006
62) 山本精三：MEDICAMENT NEWS, 1727：1-3, 2002
63) 笹崎義弘ほか：綜合臨床, 48：2174-2180, 1999
64) McAlindon TE et al：JAMA, 283：1469-1475, 2000
65) Towheed TE et al：JAMA, 283：1483-1484, 2000
66) Clegg DO et al：N Engl J Med, 354：795-808, 2006

10 湿疹が出た

　皮膚は人体最大の器官であり，単に皮膚の病気といっても，肝疾患などの内臓疾患による二次性の皮疹や全身性エリテマトーデスにみられる全身性の皮疹など，非常に多くの要因が関連している．皮疹をセルフメディケーションにおいて対応すべきかの議論は別にして，われわれが果たすべき重要な役割の1つは，受診が必要である皮疹を判断し，また，症状を悪化させる薬剤は使用させないことにある．そのために必要なことは，皮疹と随伴症状についてよく観察し聴取することである．つまり，皮疹はいつぐらいから始まりどの程度続いているのか，皮疹が体のどこにあるのか（全身的であるか部分的であるか，左右対称か非対称か，群のようになっているかバラバラに散在しているのか），皮疹はどのような形をしているのか（斑，丘，疱など），皮疹はどのような色をしているのか（赤，紫など），皮疹はどのような硬さであるのか，皮疹部と無疹部の境はどのようであるか（皮疹の境界がはっきりしているか，皮膚が溶けているような感じであるか），発熱や痛みなどの随伴症状はないかについて十分確認する必要がある．

　以上のように，十分に皮疹を確認した上で，慢性的な皮疹，全身的もしくは広汎な皮疹や，膿のある皮疹，押しても白くならない紫の斑，押すと硬い皮疹が広汎もしくは大きい場合は，セルフメディケーションの範疇を超えていると認識すべきである．さらに，辺縁が明瞭な皮疹であるか，同じ大きさの水疱が同じ場所に集積しているような皮疹であるか，体の片側一方にヤスリで擦ったような痛みを伴う水疱の集まりはないか，中央はかさぶたになっていてまわりの皮膚が溶けているような皮疹であるかなど，真菌，ウイルス，細菌感染による皮疹であるかについて確認し，それぞれにあった対応をすべきである．

　また，湿疹にはステロイド外用剤が使われるが，1週間程度で効果の得られないときには，それ以上の使用は望ましくないことを指導しなければならない．

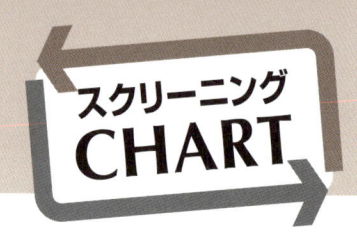

スクリーニングCHART 湿疹が出た

■ 主症状のモニタリング

→ 皮疹が広い範囲にわたっている ---------------------------------- 1

→ 慢性的に皮疹が出ている -- 2

→ 皮膚表面の変化ではなく，深い部位の皮疹である ---------------- 3

→ 皮疹から膿が出ている -- 3

→ 環状で境界がはっきりした皮疹である ---------------------------- 4

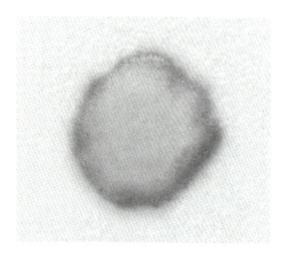

→ 同じ大きさの水疱もしくは水疱の破れているものが，いくつか集まっている ---- 5

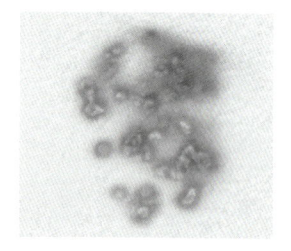

→ 中心はかさぶたになっていて，境界は皮膚が溶け広がったようになめらかな皮疹である ---------------------------------- 6

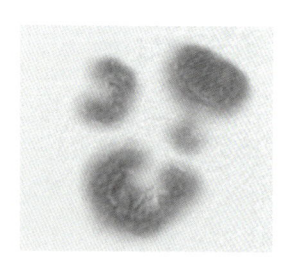

湿疹とは

湿疹（図10-1）とは，表皮の炎症を示す皮疹で多彩な症状が，時期を違えて出現する（湿疹三角，図10-2）[1]．表皮での炎症の準備あるいは結果として，局所血流が亢進して紅斑が形成され，次に漿液性丘疹（液が滲み出る丘疹）となり，液成分が貯留して小水疱，さらに炎症細胞が浸潤して膿疱ができる．これが破れて湿潤し，痂皮ができ（結痂），これが取れて（落屑）治癒する．慢性化すると苔癬化（表皮の肥厚）し，皮膚のシワが深く，手触りも厚く硬くなる．急性期の湿疹では，これらの症候が単一あるいは混在してみられる．

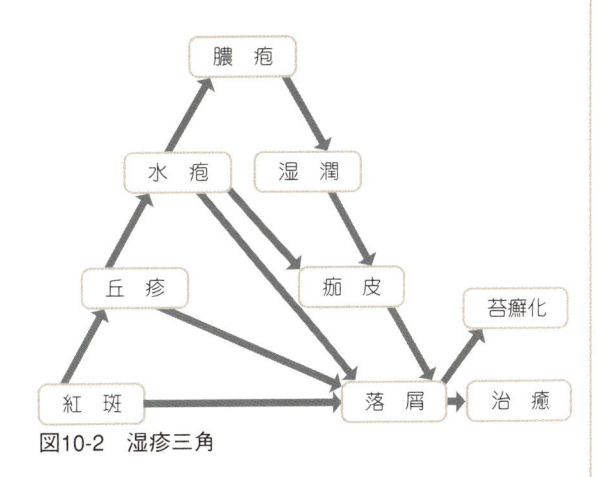

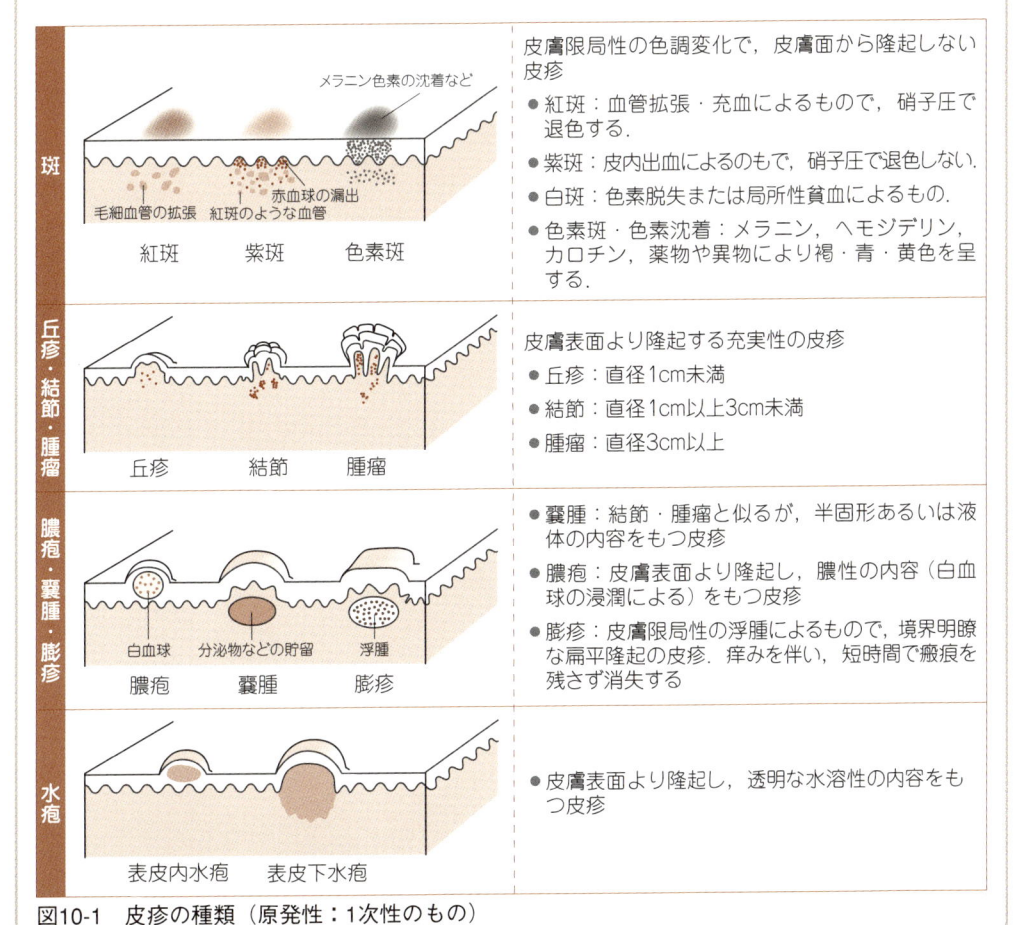

図10-2　湿疹三角

斑	紅斑　紫斑　色素斑	皮膚限局性の色調変化で，皮膚面から隆起しない皮疹 ● 紅斑：血管拡張・充血によるもので，硝子圧で退色する． ● 紫斑：皮内出血によるもので，硝子圧で退色しない． ● 白斑：色素脱失または局所性貧血によるもの． ● 色素斑・色素沈着：メラニン，ヘモジデリン，カロチン，薬物や異物により褐・青・黄色を呈する．
丘疹・結節・腫瘤	丘疹　結節　腫瘤	皮膚表面より隆起する充実性の皮疹 ● 丘疹：直径1cm未満 ● 結節：直径1cm以上3cm未満 ● 腫瘤：直径3cm以上
膿疱・囊腫・膨疹	膿疱　囊腫　膨疹	● 囊腫：結節・腫瘤と似るが，半固形あるいは液体の内容をもつ皮疹 ● 膿疱：皮膚表面より隆起し，膿性の内容（白血球の浸潤による）をもつ皮疹 ● 膨疹：皮膚限局性の浮腫によるもので，境界明瞭な扁平隆起の皮疹．痒みを伴い，短時間で瘢痕を残さず消失する
水疱	表皮内水疱　表皮下水疱	● 皮膚表面より隆起し，透明な水溶性の内容をもつ皮疹

図10-1　皮疹の種類（原発性：1次性のもの）

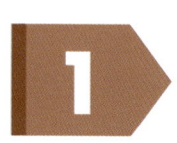

1 疥癬，麻疹，カポジー水痘様発疹症，ジベルバラ色粃糠疹，水痘，全身性エリテマトーデス，梅毒，尋常性乾癬，薬疹，天疱瘡，ブドウ球菌性熱傷様皮膚症候群，類天疱瘡，風疹など

患者情報
- 皮疹が広範である（全身的な皮疹）

対応

皮疹の場合，その範囲や形状をよく見ることが重要である．また，既往歴に皮膚疾患として発現する可能性があるものを有しているかを聴取する．一般用医薬品での対応が難しいことに留意しなければならない．

解説

疥癬をはじめ上に示す疾患は代表的な全身性の皮疹である[2]．全身性の皮疹にはほかにもさまざまな疾患があり，一般用医薬品で対応せず，受診勧奨すべきである．表10-1に代表的な薬疹とその特徴を示す．

表10-1 代表的な薬疹とその特徴

分類	皮疹分布	皮疹	一般的な発症時期	代表的な原因薬剤
播種状紅斑丘疹型	汎発性	紅斑，丘疹	数日～2週間	非イオン性造影剤（イオヘキソールなど），抗てんかん薬（カルバマゼピンなど），ペニシリン系抗菌薬（アモキシシリンなど）
多形紅斑型	汎発性	環状・的状の紅斑	1～2週間	非イオン性造影剤（イオヘキソールなど），解熱鎮痛薬，ペニシリン系抗菌薬，イマチニブ
固定薬疹型	限局性	紅紫色の円形斑	数時間～数日	催眠鎮静薬（アリルイソプロピルアセチル尿素など），解熱鎮痛薬（メフェナム酸，エテンザミドなど），キノロン系抗菌薬
蕁麻疹型	汎発性	膨疹	数分～1時間	セフェム系抗菌薬（セファクロルなど），解熱鎮痛薬
Stevens-Johnson症候群型	汎発性	紅斑，重度の粘膜疹，表皮剥離	1～3週間	抗てんかん薬（カルバマゼピンなど），解熱鎮痛薬，セフェム系抗菌薬
中毒性表皮壊死症型	汎発性	紅斑，表皮剥離・びらん，粘膜疹	1～3週間	解熱鎮痛薬（アセトアミノフェンなど），抗てんかん薬（カルバマゼピンなど），催眠鎮静薬（フェノバルビタールなど）
薬剤性過敏症症候群型	汎発性	紅斑，顔面浮腫，口囲の丘疹，膿疱	数週間～数ヵ月	カルバマゼピン，メキシレチン，フェノバルビタール，フェニトイン，アロプリノールなど

（文献3〜7より）

2 慢性湿疹，アトピー性皮膚炎，接触性皮膚炎など

患者情報
- 慢性的な皮疹

対応

皮疹の出現時期を聴取し，慢性的であれば，すでにステロイド薬を塗布していることが考えられる．仮に処方薬で症状が軽減している場合，受診の状況（病名，現病歴，薬歴）は十分に聴取する必要がある．皮膚疾患は安易な軟膏剤の塗布で症状が悪化することもあり，漫然とした一般用医薬品の使用は避ける必要がある．

解説　慢性湿疹，アトピー性皮膚炎，接触性皮膚炎などをはじめとする多くの皮膚疾患との鑑別診断が必要であり，受診勧奨が必要である．

3 真皮性の皮疹，膿疱，膿瘍

患者情報
- 皮膚表面の変化ではなく，深い部位の皮疹である
- 膿のある皮疹である

対応

皮膚表面より隆起している皮疹では，ステロイド薬などの漫然とした使用は望まれるものではなく，受診勧奨が必要である．

解説　湿疹三角（図10-2）にあてはまらない皮疹（結節，腫瘤，囊腫や膿瘍など）では外用剤の使用は避けるべきであり[1]，医師の診察が必要である．

また，膿疱は炎症細胞が浸潤した結果であり，細菌感染または非感染性の2つがある[8]．非感染性に対しての抗菌薬の使用は不適当であるし，逆に，感染性へのステロイド薬の使用は悪化をきたす．したがって，膿疱がみられる場合には医師の診察により治療が開始されるべきである．

4 真菌性もしくは非真菌性の湿疹

患者情報
- 環状で境界がはっきりしている皮疹である
  （辺縁明瞭な環状皮疹）

対 応
真菌によると考えられる皮疹では，受診勧奨により，確定診断を得ることが重要である．ステロイド薬の使用は，患部がさらに増悪してしまうことを顧客に知らせる必要がある．

解 説
真菌性の皮疹では図10-3に示すように，辺縁部が明瞭な環状の皮疹で，中心部は治癒傾向であり，辺縁部は堤防状に隆起し，丘疹〜小水疱がみられる[1, 9, 10]．この皮疹は白癬菌による皮疹の典型であるが，顕微鏡による真菌検査を行わなければ，湿疹との鑑別はできない[1, 9, 10]．したがって，抗真菌薬で治療を開始して効果が得られない場合に真菌検査を行っても偽陰性となり，治療期間が長くなる可能性があるため，この皮疹では受診勧奨すべきである[1, 9, 10]．

白癬やカンジダによる皮疹の好発部位は，陰股部，足底部，臀部，指間部，爪・爪囲部，口角部，口唇部である[7, 8]．口角炎やおむつかぶれなどは見間違いやすく，ステロイド薬の使用は悪化をきたすことに注意が必要である．

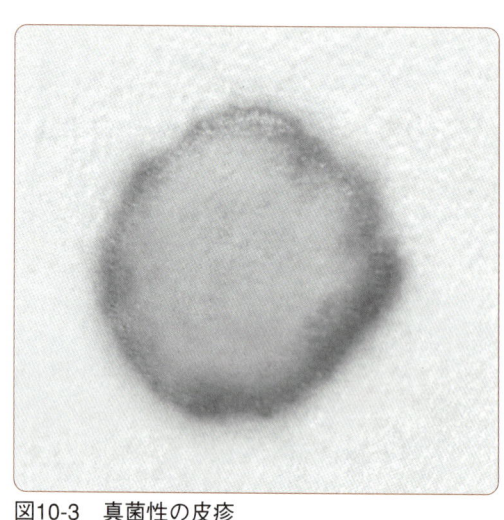

図10-3 真菌性の皮疹

5 ウイルス性皮疹

患者情報
- 同じ大きさの水疱もしくは水疱の破れているものがいくつか集まっている
  （同相同大の皮疹）

対応

初発にウイルス感染が考えられる皮疹では，医療用医薬品でないと治療効果が期待できないために，受診勧奨が必要である．皮膚疾患では，肉眼的な判断が困難な場合が多いため，かゆい，痛いなどの症状の聴取を行うことが重要である．

解説

ヘルペス（帯状，単純）ウイルスの感染では，図10-4に示すように，独立〜癒合した同相同大（同時発生，同時進行であり，同じ大きさ）の水疱〜びらん〜痂皮が，集簇〜一定範囲に散在する皮疹となる[1, 9, 10]．ステロイド薬の使用は悪化をきたすため，他の皮疹と間違えないように注意深く皮疹を観察する[1, 9, 10]．抗ウイルス薬の内服または外用で治療するため，初発の場合ではセルフメディケーション領域では対処できず，受診させる．しかし，「口唇ヘルペスの再発」に対する一般用医薬品は市販されているので，適応症にあてはまる場合には使用を考慮しても良い．

帯状疱疹では，皮疹に痛み（紙ヤスリで擦ったような強い痛み）を伴うが，とくに顔面に帯状疱疹がみられる場合には，眼合併症や顔面神経麻痺などの恐れがあるため迅速な対応が求められる[1, 9, 10]．

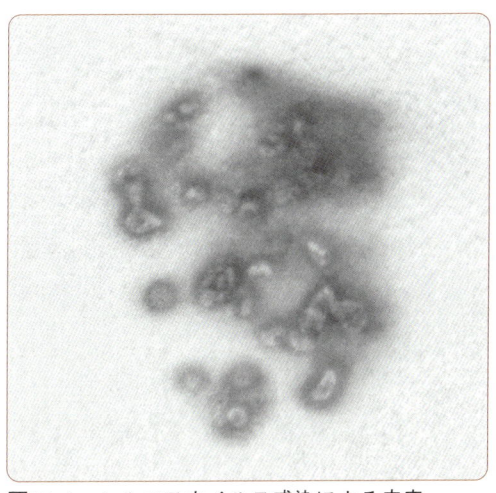

図10-4　ヘルペスウイルス感染による皮疹

6　伝染性膿痂疹（とびひ）

患者情報

● 中心はかさぶたになっていて，境界は皮膚が溶け広がったようになめらかな皮疹である

対応

かさぶたの周りが溶け広がるような形状であれば，とびひの可能性が考えられ，受診勧奨が必要である．

解説

病原性ブドウ球菌が表皮に感染して，その外毒素が表皮細胞間の結合を離断することによる皮疹である[1, 9, 10]．図10-5に示すように，病変の中央は痂皮になり治癒が進むが，周囲は毒素により滑らかな曲線を描くように溶け広がる[1, 9, 10]．

伝染性膿痂疹の原因の多くは黄色ブドウ球菌であるが，このうち3～6割はメチシリン耐性黄色ブドウ球菌（MRSA）であると報告されており[11～13]，β-ラクタム系抗菌薬の効果は薄く，ミノサイクリンで高い効果が期待される[11, 13]．國行ら[14]は，伝染性膿痂疹の患者にオキシテトラサイクリン軟膏を外用で使用し，また，創部を十分に洗浄するように指導したところ，高い治療効果が得られたことを報告している．一般用医薬品で販売されているテトラサイクリン系抗菌薬はデメチルクロルテトラサイクリン軟膏である（オキシテトラサイクリン軟膏は2007年2月に製造中止）．したがって，伝染性膿痂疹が疑われ，比較的軽度の場合には，上記薬剤を1日3回程度塗布させ，また，十分創部を洗浄させる．7日程度で効果が認められない場合や患部が広範または重症と考えられるときには受診勧奨が必要である．

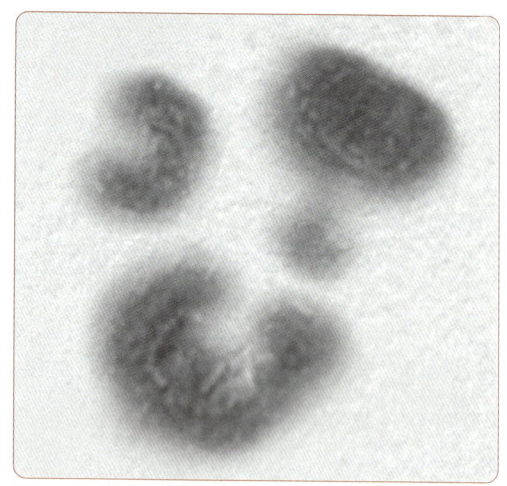

図10-5　伝染性膿痂疹

経過観察または薬物治療

　湿疹に対する対症療法としてステロイド外用剤を使用する．ただし，少しでも不安のある場合や1週間程度で症状の改善がみられない場合には受診させることが原則である．

　一般用医薬品の皮膚外用剤には軟膏およびクリームが市販されているが，クリームは界面活性剤を含んでいるため刺激性があり，びらんには適さない（表10-2）．また，クリームは水分保持が高度なため，湿潤面に適用すると滲出物を再び適用面から吸収させて症状を悪化させる可能性があるため使用は避ける．ただし，製品名が「○○○軟膏」であったとしても，必ずしも「軟膏」ではなく，本来の分類では「クリーム」であるにもかかわらず「軟膏」と記載していることが多いため，その製品に使用されている軟膏基剤は何であるかを必ず確認する必要がある．また，軟膏基剤は表10-3のように分類され，それぞれに対応した代表的な基剤や特徴は表に示すとおりである．

　製品の基剤が乳剤性基剤である場合には，そのまま「親水軟膏」などと記載されることはほと

表10-2　基剤の適応病変

	紅斑	丘疹	苔癬化	水疱	びらん	潰瘍	鱗屑	痂皮	角化	亀裂
粉末剤	○	○			×	×				
液　剤	○				○	○				
ローション	◎	○			×	×				
糊　膏	○	◎			×					
油　脂							○	○		
油脂性軟膏	○	○	○	○	○					
乳剤性軟膏	◎	◎	◎	×	×	×				
水溶性軟膏				◎	○	○				
泥　膏	○	○	◎	×	×	×				
硬　膏									◎	◎
ゲ　ル	○	○								
テープ剤	○	○	◎		×	×				
エアゾル	○	○			×	×				

（文献15より）

表10-3　軟膏基剤の代表的な分類とその特徴

分類		代表例	特徴
疎水性基剤	油脂性基剤　鉱物性	白色ワセリン	創面の保護および水分喪失を防ぐ．吸水性が低いため，滲出液の吸収・保湿能は極めて低い．
		白色軟膏	白色ワセリンに界面活性剤とミツロウが加えられ，吸水性が高く，稠度は高くない．
		プラスチベース	ワセリンより液相の流動性が高く，展延性に優れており，温度による稠度変化が少ない．
	動植物性	ミツロウ	パルミチン酸ミリシルとミリシルアルコールのエステルで，体温で軟化する．軟膏に稠度を与える目的で使用される．
親水性基剤	乳剤性基剤　水中油型基剤（O／W型）	親水軟膏	水分蒸発による冷却，消炎・止痒効果をもち，乾燥性皮疹に有用である．湿潤面では分泌物の再吸収により悪化させる．
	油中水型基剤（W／O型）	(1)水相を欠くもの　親水ワセリン	白色ワセリンの吸水性を改善したもので，展延性に優れている．結痂および落屑の創面に有用である．
		精製ラノリン	粘着性および吸水性が高く，皮膚の柔軟剤として優れている．アレルギーの発生が多く報告されている．
		(2)水相を有するもの　吸水軟膏	外相が油相であるため親水軟膏よりも滑らかで塗布しやすいが，水洗で除去しにくい．親水軟膏と同様に，乾燥性皮疹に有用であり，浸潤面には適さない．
	水溶性基剤	マクロゴール軟膏	吸水性が強いため，漿液性びらんに有用であり，分泌物を吸収してゼリー状となる．水洗性に優れている．
	懸濁性基剤　ハイドロゲル基剤	無脂肪性軟膏	冷却効果を有し，吸水性が非常に高い．浸潤面に有用であるが，乾燥能力が強力であるため，過乾燥に気をつける必要がある．
	リオゲル基剤	FAPG基剤	脂肪族アルコールとプロピレングリコールからなり，油脂性基剤の特徴をもつが，外観はクリームに似ており，水洗で容易に除去できる．

（文献16より）

んどなく，すべての添加物が記載されているのみである．つまり，乳剤性基剤はワセリンのような油脂性基剤に乳化剤を加えて「乳化可能基剤」としたものに水を加えると「W／O型乳剤」ができ，さらに乳化剤と水を加えると「W／O型クリーム剤」，さらに水を加え乳化剤の種類を変えると「O／W型クリーム剤」となるので，製品にはベースとなる基剤（ここではワセリン）と使用する乳化剤（例　O／W型乳化剤：ポリオキシエチレン硬化ヒマシ油60，ラウロマクロゴール，W／O型乳化剤：モノステアリン酸グリセリン，セスキオレイン酸ソルビタン）などが記載されることになる．

　市販されているステロイド薬には，作用が強い順に，プレドニゾロン吉草酸エステル酢酸エステル，ヒドロコルチゾン酪酸エステル，デキサメタゾンがある．顔面，陰部，被髪頭部は，局所性の副作用が生じやすいため，ヒドロコルチゾン酪酸エステルもしくはデキサメタゾンを使用すべきである．

参考文献

1) 平本力：治療, 86：669-673, 2004
2) 平本力：綜合臨床, 55：692-696, 2006
3) 福田英三ほか：日皮会誌, 116：1563-1568, 2006
4) 大日輝記ほか：臨床と研究, 83：1105-1109, 2006
5) 小倉香奈子ほか：皮膚の科学, 4：104-110, 2005
6) 池澤善郎：日皮会誌, 116：1569-1574, 2006
7) 皮疹の数・大きさ・分布からみた皮膚科学．金原出版, 2006
8) 今日の皮膚疾患治療指針　第3版．医学書院, 2002
9) 平本式皮膚科虎の巻（上巻）．ケアネット, 2005
10) 診療所マニュアル　第2版．医学書院, 2004
11) 國行秀一ほか：臨床皮膚科, 58：873-876, 2004
12) 菅井基行ほか：化学療法の領域, 21：383-390, 2005
13) Yamaguchi T et al：J Infect Dis, 185：1511-1516, 2002
14) 國行秀一ほか：臨床皮膚科, 59：95-97, 2005
15) 原田敬之：皮膚外用剤, 6．南山堂, 2002
16) 高野正彦：今日の皮膚外用剤, 164．南山堂, 1981

INDEX 索引

欧文

ACE-I ························ 63
A群β溶連菌性咽頭炎 ········· 26, 54
Ca拮抗薬 ······················ 66
GABHS性咽頭炎 ············ 27, 54
GERD ························ 66
jolt accentuation test ·········· 20
neck flexion test ············ 20, 36
NSAIDs ······················ 126
Restless legs syndrome（RLS）····· 107

ア行

亜急性甲状腺炎 ················ 28
悪性症候群 ··················· 125
アセトアミノフェン ········ 7, 29, 44
アトピー性皮膚炎 ············· 133
アンジオテンシン変換酵素阻害薬 ··· 63

胃食道逆流症 ·········· 50, 61, 66
咽頭異物 ····················· 50
咽頭痛 ···················· 26, 47

うっ血性心不全 ················ 64
うつ病 ················ 39, 96, 106

エストロゲン ·················· 73
エルゴタミン ·················· 35
嚥下困難 ····················· 52
嚥下痛 ···················· 28, 52

嘔吐 ······················ 19, 23
横紋筋融解症 ············ 124, 125
悪心 ························· 23
悪阻 ························· 10

カ行

疥癬 ························ 132
咳嗽 ···················· 25, 59, 61
下肢静止不能症候群 ··········· 107
化膿性関節炎 ················ 123
過敏性腸症候群 ················ 97
カポジー水痘様発疹症 ········· 132
カルシウム拮抗薬 ·············· 66
川崎病 ······················· 20
肝炎 ························· 24
眼瞼浮腫 ·················· 27, 55
肝障害 ······················· 18
感染性脊椎炎 ················ 118
感染性腸炎 ················ 19, 81
甘草湯 ······················· 56
感度 ·························· 5
顔面神経麻痺 ················· 39
関連痛 ······················ 116

桔梗湯 ······················· 56
偽膜性大腸炎 ················· 18
急性間質性腎炎 ················ 18
頬部痛 ···················· 24, 76
虚血性腸炎 ··················· 81
緊張型頭痛 ··················· 43
筋肉痛 ······················ 124

屈曲力 ······················ 117
くも膜下出血 ·················· 36
群発頭痛 ····················· 42

頸髄 ························ 117
頸椎 ························ 117
頸椎症 ······················ 117
血管運動性鼻炎 ················ 74

月経 ························· 10
月経周期 ···················· 105
月経前不快気分障害 ··········· 105
結晶誘発性関節炎 ············· 123
血糖値 ······················· 51
血便 ························· 85
下痢 ······················ 19, 79

後屈 ························ 119
後頸部リンパ節腫脹 ············ 55
好酸球性鼻副鼻腔炎 ············ 74
好酸球増多性鼻炎 ·············· 74
甲状腺機能低下症 ········· 91, 124
甲状腺ホルモン ················ 28
口唇ヘルペス ················· 135
高体温 ······················· 12
喉頭蓋炎 ····················· 52
口内乾燥 ····················· 84
更年期障害 ·················· 104
抗ヒスタミン薬 ······ 24, 42, 76, 77
後鼻漏 ······················· 61
誤嚥 ······················ 50, 61
呼吸困難 ····················· 52
黒色便 ······················· 85
骨折 ···················· 116, 120
コデインリン酸塩 ··········· 65, 69

サ行

細菌性副鼻腔炎 ················ 25
再生不良性貧血 ············ 15, 52
サドル麻痺 ··················· 95

弛張熱 ······················· 28
湿疹 ···················· 129, 131
湿性咳嗽 ····················· 69
ジヒドロコデインリン酸塩 ····· 65, 69
ジフェンヒドラミン ············ 111
ジベルバラ色粃糠疹 ··········· 132
周期性四肢運動障害 ··········· 107
出血 ························· 10

索 引 **139**

消化管出血 …………………… 85		
症候性頭痛 …………………… 36	**タ行**	尿酸 …………………………… 123
猩紅熱 ………………………… 20	帯状疱疹 ……………………… 39	尿閉 …………………………… 95
小青竜湯 ……………………… 69	大腸癌 ………………………… 93	妊娠 …………………………… 10
食物繊維 ……………………… 98	大腸憩室炎 …………………… 23	妊娠性鼻炎 …………………… 73
自律神経障害 ………………… 81	タキフィラキシー …………… 74	熱中症 ………………………… 12
視力障害 ……………………… 38	脱臼 …………………………… 116	脳血管障害 …………………… 36
腎盂腎炎 ……………………… 22	脱水 ……………………… 81, 84	脳腫瘍 ………………………… 36
心筋梗塞 ……………………… 116	多発性筋炎 …………………… 124	脳腸相関 ……………………… 97
深頸部感染症 ………………… 52	胆嚢炎 ………………………… 23	
尋常性乾癬 …………………… 132	虫垂炎 ………………………… 23	**ハ行**
靱帯損傷 ……………………… 120	腸閉塞 ………………………… 92	肺炎 ……………………… 25, 64
膵炎 …………………………… 23	椎間板ヘルニア ………… 119, 122	肺障害 ………………………… 18
水痘 ……………………… 20, 132	通年性アレルギー性鼻炎 …… 74	肺塞栓症 ……………………… 64
髄膜炎 …………………… 20, 36	つわり ………………………… 10	梅毒 …………………………… 132
睡眠覚醒スケジュール障害 … 103	手足口病 ……………………… 20	排尿痛 ………………………… 22
睡眠時無呼吸症候群 ………… 108	低カリウム血症 ………… 124, 125	白苔 ……………………… 26, 54
睡眠障害 ………………… 103, 106	テオフィリン ………………… 66	麦門冬湯 ……………………… 69
スタチン系薬剤 ……………… 126	鉄欠乏性貧血 ………………… 94	馬尾症候群 ………………… 94, 118
頭痛 …………………………… 31	テトラヒドロゾリン ………… 74	半月板損傷 ……………… 120, 122
ステロイド薬 ………… 15, 51, 77	テネスムス …………………… 94	反跳現象 ……………………… 74
ストレス ……………………… 103	点状出血 ……………………… 54	
正常体温 ……………………… 7	伝染性紅斑 …………………… 20	鼻炎 …………………………… 71
脊髄 …………………………… 120	伝染性単核症 ……… 20, 27, 50, 55	皮疹 …………………………… 20
咳喘息 ………………………… 61	伝染性膿痂疹 ………………… 135	鼻中隔彎曲症 ………………… 74
脊椎腫瘍 ……………………… 118	天疱瘡 ………………………… 132	皮膚筋炎 ……………………… 124
接触性皮膚炎 ………………… 133	透析 …………………………… 91	鼻副鼻腔腫瘍 ………………… 75
切迫骨折 ……………………… 118	糖尿病 ……………… 14, 51, 91	鼻閉 …………………………… 71
セベラマー塩酸塩 …………… 91	特異度 ………………………… 5	ピロリン酸カルシウム ……… 123
線維筋痛症 ……………… 124, 125	突発性紅斑 …………………… 20	頻尿 …………………………… 22
前頸部痛 ……………………… 28	突発性骨壊死 ………………… 124	頻脈 …………………………… 84
全身性エリテマトーデス …… 132	とびひ ………………………… 135	風疹 ……………………… 20, 132
喘息 ……………………… 61, 65	トライツ靱帯 ………………… 85	封入体筋炎 …………………… 124
喘鳴 …………………………… 62	トリプタン製剤 ………… 35, 44	腹痛 ……………………… 19, 23
側頭動脈炎 …………………… 37	**ナ行**	副鼻腔炎 ………… 24, 42, 65, 76
ソルビトール ………………… 91	ナファゾリン ………………… 74	副鼻腔気管支症候群 ………… 61
		腹部膨隆 ……………………… 93

索 引

ブドウ球菌性熱傷様皮膚症候群
　　………………………20, 132
不眠 ………………………………101
プロゲステロン……………73, 98

閉経 ………………………………104
閉塞性動脈硬化症………………119
ヘルペスウイルス………………135
片頭痛…………………………34, 43
扁桃周囲膿瘍…………………50, 52
便秘 …………………………………89

放散痛……………………………119

マ行

麻疹…………………………20, 132
麻痺性イレウス…………………91
慢性湿疹…………………………133

慢性副鼻腔炎……………………74

無顆粒球症……………………15, 51
無菌性髄膜炎……………………18
むずむず脚症候群………………107

ヤ行

薬剤性腸炎………………………82
薬剤性肺障害……………………62
薬剤性無菌性髄膜炎……………37
薬剤熱………………………………11
薬疹………………………………132
薬物性鼻炎………………………73
薬物乱用…………………………103
薬物乱用頭痛……………………35

尤度比………………………………5

溶血性連鎖球菌感染症…………20
腰部脊柱管狭窄症…………119, 122

ラ行

ライ症候群………………………29

リウマチ性多発筋痛症
　　………………………38, 124, 125
流涎…………………………………52
緑内障………………………………38

類天疱瘡…………………………132

レセルピン………………………74

ロイコトリエン受容体拮抗薬………77
ロートエキス……………………87
ロペラミド………………………87

著者紹介

大井　一弥　KAZUYA Ooi

1986 年 3 月	城西大学薬学部薬学科卒業
1986 年 4 月	三重大学医学部小児科学講座　研究助手
1987 年 4 月	社会保険羽津病院薬剤部（1996年4月より四日市社会保険病院に病院名改変）
1997 年 3 月	薬学博士（城西大学博乙第28号）
1998 年 7 月	四日市社会保険病院薬剤部　係長
1999 年 1 月	日本医療薬学会認定・指導薬剤師
2004 年 1 月	ICD（Infection Control Doctor）
2005 年 4 月	城西大学薬学部病院薬剤学講座　助教授
2007 年 4 月	城西大学薬学部薬物治療管理学講座　准教授
2008 年 4 月	鈴鹿医療科学大学薬学部病態・治療学分野　臨床薬理学研究室　教授
	現在に至る

根本　英一　EIICHI Nemoto

2001 年 3 月	城西大学薬学部製薬学科卒業
2003 年 3 月	城西大学大学院薬学研究科博士前期課程医療薬学専修了
2006 年 3 月	城西大学大学院薬学研究科博士後期課程薬学専攻修了
2006 年 3 月	博士（薬学）取得
2006 年 4 月	城西国際大学薬学部　助手
2007 年 4 月	城西大学薬学部医薬品情報学講座　助手
	現在に至る

薬剤師の強化書
セルフメディケーション　　　　　　　　©2009

定価（本体 2,200 円＋税）

2009 年 11 月 10 日　1 版 1 刷

著　者　　大井　一弥
　　　　　根本　英一

発行者　　株式会社　南山堂
　　　　　代表者　鈴木　肇

〒113-0034　東京都文京区湯島4丁目1-11
TEL 編集(03)5689-7850・営業(03)5689-7855
振替口座　00110-5-6338

ISBN 978-4-525-78811-7　　　　　　Printed in Japan

本書を無断で複写複製することは，著作者および出版社の権利の侵害となります．
JCOPY ＜(社)出版者著作権管理機構 委託出版物＞
本書の無断複写は著作権法上での例外を除き禁じられています．複写される場合は，そのつど事前に，(社)出版者著作権管理機構（電話 03-3513-6969, FAX 03-3513-6979, e-mail: info@jcopy.or.jp）の許諾を得てください．